A CIÊNCIA DA
QUIROLOGIA

Uma Construção para a Medicina

JAVERT DE MENEZES

A CIÊNCIA DA QUIROLOGIA

Uma Construção para a Medicina

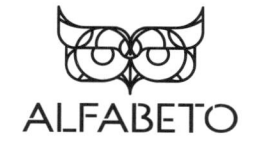

ALFABETO

Publicado em 2014 pela Editora Alfabeto

Supervisão geral: Edmilson Duran
Capa e diagramação: Décio Lopes
Revisão de texto: Patrícia Maria Giannetti e Diógenes Porto Barbosa

DADOS INTERNACIONAIS DE CATALOGAÇÃO NA PUBLICAÇÃO (CIP)
(CÂMARA BRASILEIRA DO LIVRO, SP, BRASIL)

Menezes, Javert de

A Ciência da Quirologia: Uma Construção para a Medicina / Javert de Menezes
São Paulo: Editora Alfabeto, 2021 – 3ª edição.

ISBN: 978-85-98307-11-4

1. Quirologia I. Título

CONTATO COM O AUTOR

E-mail: javertdemenezed@gmail.com | javertdemenezes@ig.com.br
WhatsApp: 11 99159-7783
Atendimento online: HTTPS://javertdemenezes.wixsite.com/meusite
Facebook: Javert Fernandes Menezes
YouTube: javertdemenezes

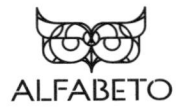

EDITORA ALFABETO
Rua Protocolo, 394 | CEP: 04254-030 | São Paulo/SP
Tel: (11) 2351-4168 | editorial@editoraalfabeto.com.br
Loja Virtual: www.editoraalfabeto.com.br

Dedicatória

A todo intelecto capaz de ver, sentir e usufruir fenômenos e fatos que a ciência humana pode não ver, não explicar e nem comprovar.

"A ciência será sempre uma busca, jamais uma descoberta".
"É uma viagem sem uma chegada".

Karl Popper

Agradecimento

Aos meus queridos pais por terem me dado a vida neste mundo, e de poder transmitir a todos esses conhecimentos, obtido do uso de anotações, análises de livros e da dedicação do estudo das mãos em que foi me permitido conhecer e aprender ainda mais sobre o ser humano. Agradeço também a Deus por tudo que me fez apreender e por tudo que ainda me fará vivenciar para evoluir com muita consciência e saber.

Sumário

Prefácio

Quando o meu querido e dileto amigo Javert me convidou para prefaciar este livro, me senti em uma "sinuca de bico" e me perguntei: E agora José?

Teria sido mais fácil se fosse algo em referência a medicina ortodoxa ou quiçá a medicina tradicional chinesa, entre outras. Algumas vezes eu declinei o convite para prefaciar diversas outras obras, no entanto não aceitei por não ver consistência e seriedade nelas. Havia muita boa vontade dos autores, entretanto como diz o ditado popular "de boa vontade o inferno está cheio".

Antes de aceitar o convite, pedi para ler a sua obra e constatei a seriedade no escopo para mostrar a Quirologia de forma científica, utilizando os princípios cartesianos e newtonianos da ciência, que embasam a metodologia científica vigente, isto é, pode-se observar e repetir, através de imagens, não carecendo, portanto de qualquer subjetividade, senão observar os sinais topográficos de espaço e tempo contidos nos mapas das mãos, previamente estabelecido, onde muitas vezes, o auxílio de lupa ou até mesmo de câmera fotográfica, podem ser úteis, com recursos demonstrativos de ciência cartesiana.

Depois de ler A Ciência da Quirologia – uma construção para a medicina, do Javert pude constatar que as mãos funcionam como microssistema. Entende-se microssistema como a menor porção de informação do todo, por exemplo, a Íris, os Meridianos de Acupuntura, a Reflexologia e a fisiognomia entre outras. Para mim, o exemplo, incontestável de microssistema da ovelha Dolly, quando se utilizou de um óvulo congelado, tendo se retirado o seu núcleo, e implantado uma célula mamária da ovelha Dolly. Que gerou o seu clone. Isto é microssistema; hoje se clona com células de pele e cabelo entre outras.

Ora, as mãos são verdadeiras, perfeitas e inteligíveis microssistemas, que podem demonstrar as predisposições do indivíduo no espaço-tempo, como no experimento da ovelha Dolly. Não bastasse está, grandes homens da história, como Aristóteles, Jung e Alex Carrel, por exemplo, da humanidade por inteligência apregoaram a quirologia e, quem sou eu, para duvidar destes benfeitores da humanidade?

Isto significa que a quirologia tem lastro próprio, através das eras!

A comunidade científica, não tem a obrigação de aceitar a quirologia, muito embora, grandes cientistas a tenham usado, todavia são os quirólogos, quem têm a obrigação de demonstrá-la como algo científico e verdadeiro, neste sentido o livro do Javert, que é didático, pedagógico, científico e conciso, até no meu entender, grande contribuição, para que a comunidade científica possa apreciá-la não mais, como algo adivinhatório, seria com alguma coisa, que revela predisposições no espaço-tempo do indivíduo que expressaria as suas peculiaridades neste microssistema, microranhuras que são as mãos direita e esquerda, respectivamente. Com relação ao autor da obra, Javert de Menezes, sei de sua competência, seriedade e saber científico, bem como acadêmico.

Este livro, contudo deve ser apreciado sem quaisquer preconceitos, seja técnico, científico e/ou religiosos, porque se trata simplesmente de um microssistema que deve ser aprendido, através da observação, a fim de contribuir de alguma forma, para o bem estar do ser humano. Porque se trata de ciência e arte, porque pode ser, plenamente à luz da ciência moderna, onde espaço e tempo se interpenetram.

O futuro a Deus pertence, no entanto a propedêutica comprova que o uso da quirologia é um bom alvitre, para se melhor conhecer o homo sapiens. O desafio, meu caro Javert é levar a quirologia à comunidade cientifica e demonstrá-la à luz da ciência vigente. Eu já sai da "sinuca de bico" que foi prefaciar está corajosa obra e a referida "sinuca" passei o sufoco. E agora digo, ao usar, e aqui José, e agora Javert? Você é corajoso e sabe parar de jogar o jogo e sair da sinuca, uma vez tratando de mais um desafio em sua vida é aqui, Javert? O momento é agora. Eu desejo, sinceramente que este seu trabalho contribua para melhor se compreender o homo sapiens.

Celso Battelo

Apresentação

Com este estudo sobre *A Ciência da Quirologia – Uma Construção para a Medicina*, venho apresentar a importância da quirologia como uma arte e ciência que pode auxiliar a todos os que pretendem estudar, e praticar a quirologia em todos campos de ajuda de autoconhecimento e também aos profissionais das áreas biológicas, como foram estudadas e analisadas pela Dra Charlotte Wolff do ponto de vista da diagnose psicológica: "as mãos refletem as partes visíveis do nosso cérebro". O Psiquiatra Carl Jung quando escreveu a introdução do livro de Julius Speer, "The Hand of Children" escreveu que: "as mãos estão intimamente ligadas à psique e podem fornecer expressões reveladoras do caráter humano". O estudo das mãos com ciência nos deixa afirmar que nos formatos, nos contornos e nas linhas das mãos, indicadores de traços dignidade moral, capacidade criativa, inteligência, sentimentos e como o indivíduo atua e se coloca frente as predisposições do seu dia a dia. Também podemos conhecer a nós mesmos, nossa personalidade, nossas capacidades frente as várias possibilidades de atuações profissionais e limitações.

A Quirologia não é um bicho de sete cabeças, é uma ciência como todas as outros que temos contato, não há nada de oculto, tudo se pode comprovar e demonstrar. Não precisar ser uma pessoa especial, sensitiva ou se preferir chamar de médium, para aprender a arte da quirologia, o que necessitamos é de muita dedicação, memória para guardar uma série de dados e que também seja uma boa observadora. No livro escrito por Rose Hubert "As linhas das Mãos" ela afirma que não devemos confundir quiromancia como sendo a arte da leitura científica das mãos, por que quem utiliza da mancia só realiza a adivinhação e não de ciência, enquanto a quirologia se baseia em ciência, por isso como seu próprio nome designa como quiro (mãos) e logia (estudos). O médico tcheco Joannes Evangelista Purkinje (1787- 1869) criador do tratamento científico dado ao estudo dos padrões dos sulcos peculiares ás mãos e aos pés: a dermatoglifia, indicando as informações sobre as glândulas sudoríparas da pele, os esquemas de alinhamento adotados por elas, sua classificação e importância genética.

Os livros "The Hand of Man (1934), The Hand Speaks (1942), Signature of Time (1950) e The Human Hand, The Living Symbol (1956) de Noel Jaquin pioneiro na observação das atitudes psicológicas e dos sinais digitais, publicou detalhando as mudanças orgânicas e as respectivas alterações digitais para estudos na área da saúde. Papus pseudônimo do Dr. Gérard Encausse, medico Russo, deixou tratados e estudos sobre a quirologia. Esta ciência não é nova como se tem vistos vários registros, os grandes homens das ciências sempre valorizaram e pesquisaram e estudaram a aplicação, como forma de estar avaliando e pesquisando comportamentos e doenças na vida do homem como também muitas coisas ainda a serem revelam leia e se descubra o que as mãos têm a lhe mostrar. Neste livro eu espero que você confira, pessoalmente, estas afirmações.

Javert de Menezes.

Introdução

Escrevi este livro a todos aqueles que querem entender o que é a quirologia, e saber a diferença entre quiromancia popularizada pelo Irlandês o conde Louis Hamon conhecido pelo nome Cheiro's (Figura i.1) Cheiro's Guide to the hand séculos XIX, quero também desmistificar a imagem que ficou arraigada por muitos séculos e que esteve denegrindo esta técnica de diagnóstico que também fora usado na ciência médica por Paracelso século XV, Dr. Krumm-Heller (Figura i.2) "Tratado de quirologia médica" século XX, na psicologia Dra. Chorlotte Wolf (Figura i.3) "La mano y su lenguaje" século XX, desejo mostrar a todos que está ciência não deve ser mais vista como uma arte de adivinhação popular. Quero esclarecer aos leitores e estudiosos que a técnica da leitura das mãos, que ela fez e faz parte de uma grande ferramenta técnica de leitura de biotipologia, da biometria pessoal do indivíduo, que hoje está ganhando reconhecimento como Registro Geral dentro do mundo cibernético. Espero que no futuro não muito distante o código datiloscópico da palma de nossas mãos venha substituir o uso da cédula de identificações, porque ela já é tudo isso, por mostrar quem somos nós, no mundo que vivemos. Quero mostrar na prática vivenciada por mim, desde 1983 até hoje, que a quirologia é real, e que as identificações que pontuamos

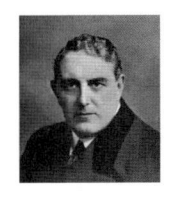 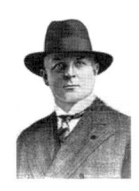 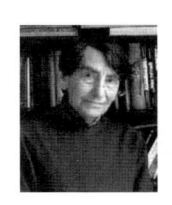

Figura i1 - Cheiro's   *Figura i2 - Dr. Krumm-Heller*   *Figura i3 - Dra. Charlotte*

durante uma leitura é comprovada através de mudanças datiloscópicas de linhas, montes e deformidades entre a epiderme com suas fissuras profundas ou superficiais, da musculatura dura ou mole de nossas mãos, dos dedos que acabam se entortando, que nos mostra e comprovam o que estamos passando, o que ficou marcado e o que poderá advir com o surgimento de novos fatos, que teremos que vivenciar, e de nós precaver até sobre possíveis doenças que por ventura estaremos manifestando no presente o no futuro ou o que já passamos e continuamos cultivando em nosso ser e no dia a dia. Podemos sim mudar aspectos do nosso viver para melhor, sabendo como viver o melhor de nossas vidas e evitar ou amenizar situações diárias e até futuras. Em novembro de 1983, quando terminava um curso sobre a técnica da: A importância dos testes do desenho como instrumento de Diagnóstico Psicológico, com a já falecida Professora em Psicologia Karla de Mattos da Silva, em uma de suas aulas referiu-se aos trabalhos e Pesquisa realizada pela Doutora em medicina e também Psicóloga Charlotte Wolff (1897-1986), apresentou o trabalho sobre quirologia como ciência. O estudo era sobre: "A mão em diagnóstico psicológico" de (1951). Karla demonstrou a técnica de análise do estudo efetuado na pratica diária de Wolff a pedido do grupo de alunos. Minha mão fora escolhida para ser examinada em aula, vocês devem estar curiosos para saber como foi minha leitura, pois sim: muitas coisas boas realmente ditas por ela aconteceram exatamente com ela havia descrito, com detalhe de ano, meses e dias até horas. Tudo até do acidente que sofreria aos 40 anos de idade, podendo ter sequelas por um longo período de minha vida, isso mudaria minha vida 360 graus e como mudou, tive que começar tudo novamente do zero. Tudo mudou mesmo, o mais importante foi o modo como passei a enxergar a vida e vivê-la com mais interesse e observação, e foi daí que venho me dedicando aos estudos da quirologia com técnica biométrica de autoajuda e de demonstrar que a quirologia é uma ciência que deve ser também explorada e estuda com muita atenção (Figura i.4, i.5, i.6, i.7, i.8, i.9 e i.10). Bom vocês devem estar animados para saber e conhecer um pouco mais sobre esta fantástica ciência: vou lhes mostrar imagens que provam como tudo realmente existe de verdade sobre a quirologia. Estudem e observem as suas mãos e das pessoas ligadas a vocês poderão, melhor, compreender, as nossas predisposições, vamos então...

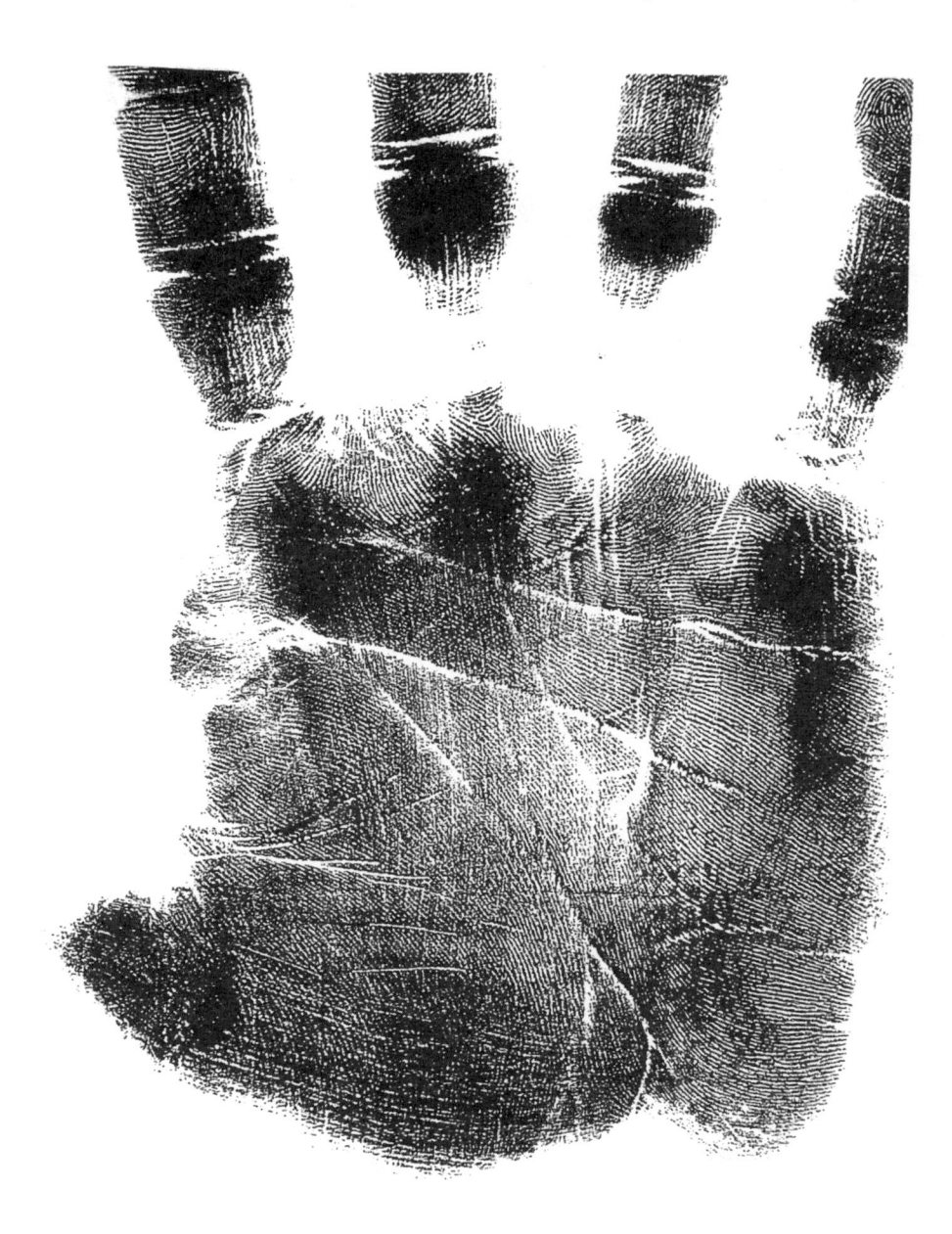

Figura i.4. (Mão direita 29 anos antes da primeira interpretação (nov./1983).

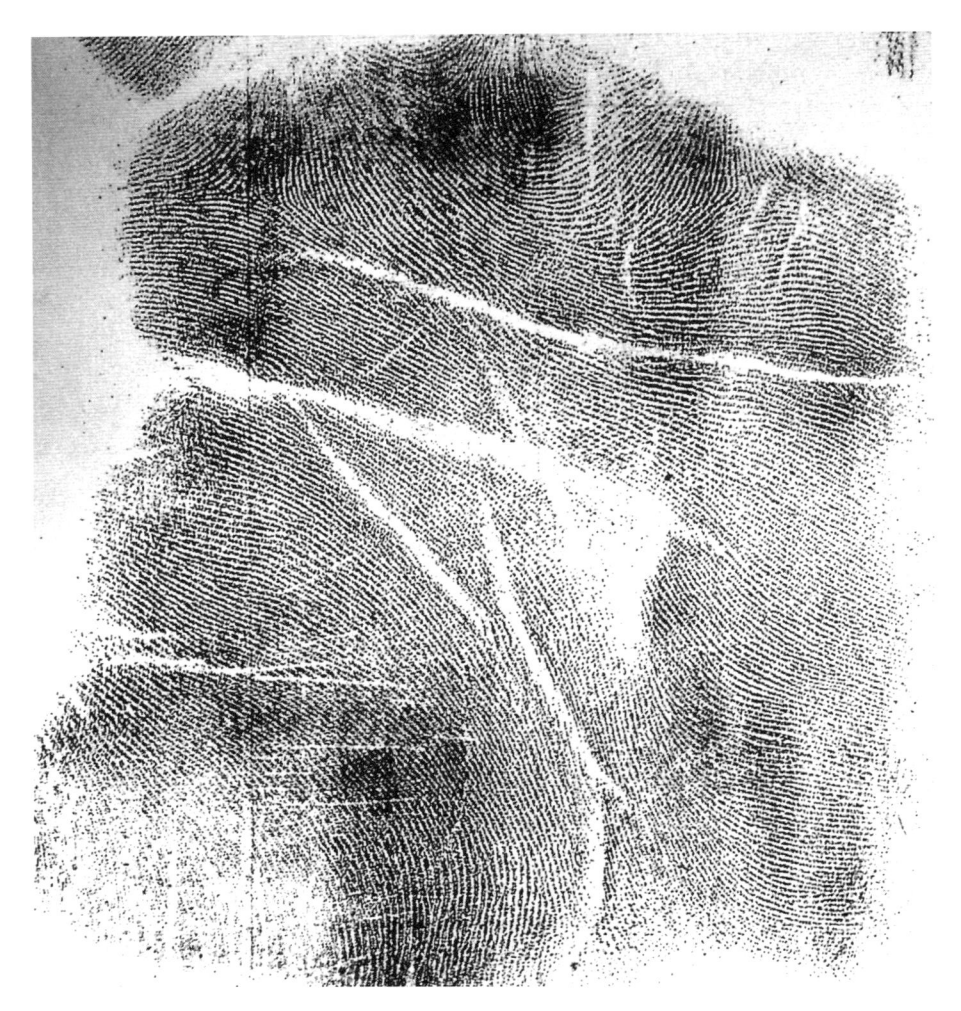

Figura i.5. (Mão direita 40 anos e 10 meses 1995/(Acidente)).

A diferença entre a Figura i.4 e Figura i.5 está no desligamento da linha da vida como também na linha do destino.

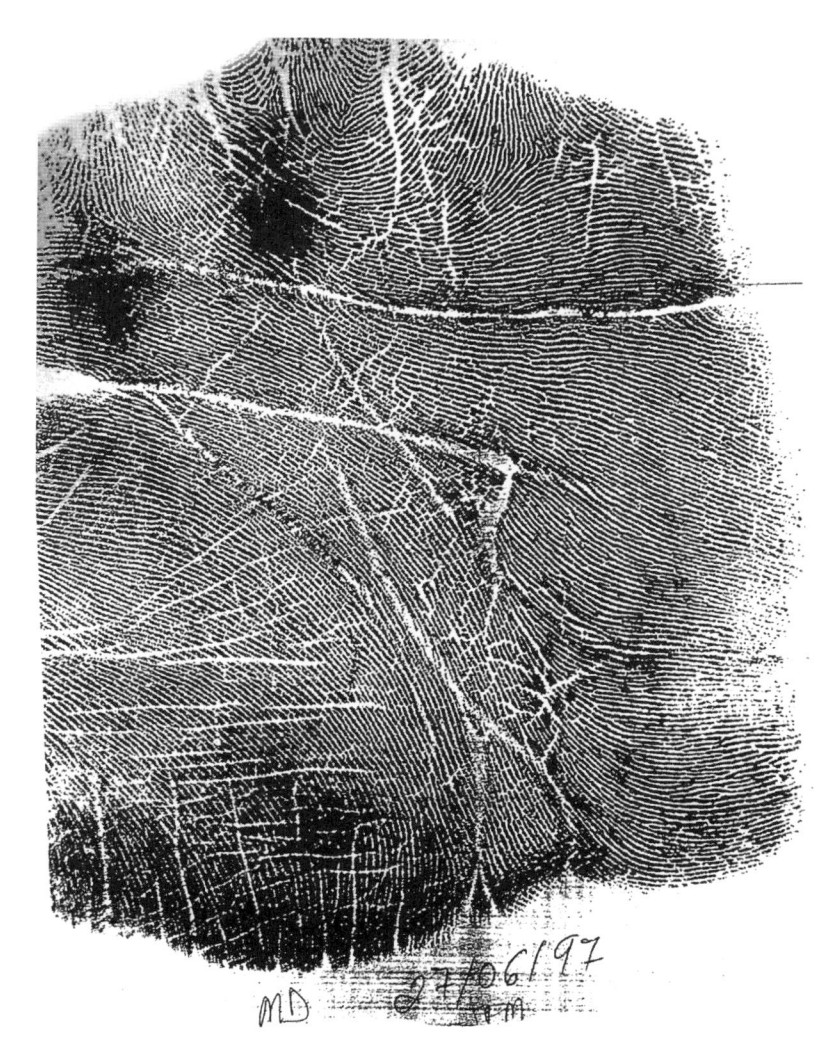

Figura i.6. (Mão direita 43 anos 1997).

A diferença entre a Figura i.5 e Figura i.6 é o surgimento de raios indicando grandes mudanças nesse período na linha do destino "tudo mudou".

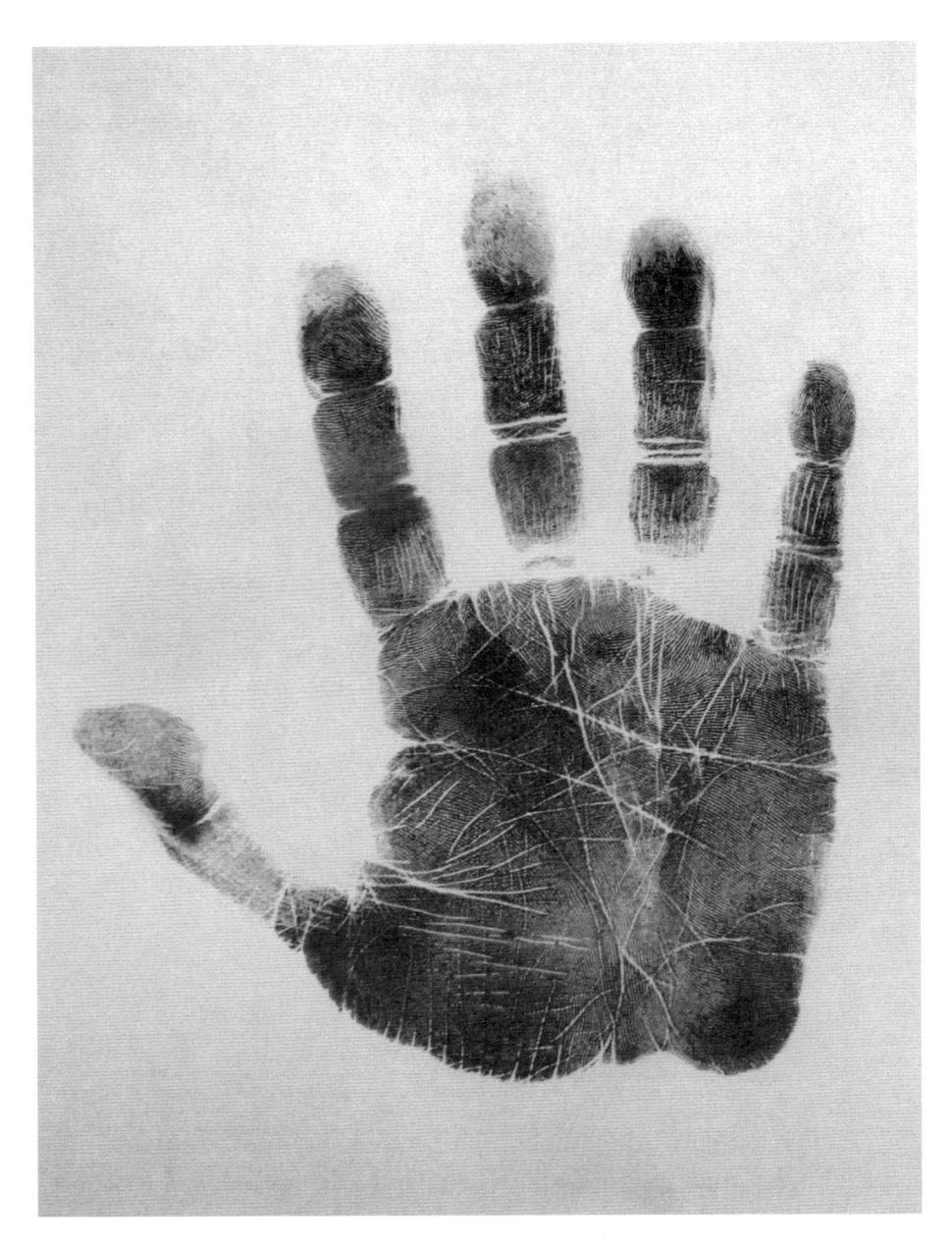

Figura i.7. (Mão direita 62 anos 2016).

A divergência entre a Figura i.6 e Figura i.7 é a sutileza e a suavidade das linhas. Vamos começar a entender isso daqui para frente.

Os registros da quirologia nos tempos

Muitos relatos da leitura de mãos estão descritos em várias civilizações a mais antiga está registrada no Antigo Testamento:

"Ele põe selos sobre as mãos dos homens,
a fim de que todos os mortais reconheçam seu criador." Jó 37,7.

"Na mão direita ela sustenta uma longa vida;
na esquerda, riqueza e glória." Prov. 3,16.

"... E que maldade se acha em minhas mãos" I Sam 26,18.

"E DEUS, pelas mãos de Paulo,
fazia milagres extraordinários" Atos 19.11.

"O homem pensa com suas mãos." Anaxágoras (500-426 a.C).

"Quando deres esmola, que tua mão esquerda não saiba
o que fez a direita" Jesus em mat. 6.3.

Nos antigos tratados da Grécia antiga, podemos encontrar inúmeras citações sobre a prática, de quirologia quando invadiram os templos da Índia.

Há 4000 anos a.C., a quirologia já era praticada pelos povos do Egito, da Babilônia, Caldeus na Índia e pelos Chineses.

Na Índia se diz como a pátria mãe da quirologia, textos antigos do Anga Vidya, arte que previa o futuro utilizando as partes do corpo humano, em especial as mãos e também os pés.

As marcas dos pés de Buda, nascido em 563 a.C., que os profetas identificarão a sua grandeza espiritual.

Do Oriente Médio a quirologia foi levada para Europa por Alexandre Magno, os historiadores relatam que Alexandre não saia para a guerra sem antes pedir os conselhos de um quirólogo de confiança, talvez tenha sido Aristóteles seu conselheiro.

Aristóteles fala sobre quirologia em seu livro *História Animalium*: "... Linhas compridas encontram-se nas mãos dos que viveram muitos anos e as curtas indicam uma vida breve".

Na obra de Melampus (247 a.C) cita interessantes analogias sobre alterações do comportamento humano (tiques nervosos, coceiras...) e a correlação dos sinais e em determinadas características de personalidade. Anota por exemplo: o fato de se fechar os dedos na hora de muita raiva.

Os Sábios Gregos e Romanos provocam os médicos árabes com tal intensidade que no século XI "O Cânone da medicina", o livro foi escrito em Árabe pelo grande medico Averróis; no século XII depois traduzido para o latim para consulta nas faculdades de medicina da Europa, por mais de 500 anos.

O primeiro livro publicado no Ocidente surgiu no século XV e foi escrito por Johann Harlieb: "Die Kunst Chiromantie".

Apesar das proibições e do medo, Paracelso (1490-1541) inicia seus estudos e suas ideias passam a ser discutidas com colegas e escreve livros interessantes sobre o tema que chegam as Universidades, duas universidades da Alemanha de medicina a de Halle e Leipzig, em 1860 adotam o assunto em seu currículo de graduação, com a publicação da importante obra de Adolph Henze: Die Chirogrammatomantie Oder Lehreder Characternder Menschen aus der Handscrifft Zu Erkennen.

Em 1800 as consultas eram sofisticadas e tinham defensores famosos: Napoleão Bonaparte e os escritores franceses como Honoré de Balzac e Alexandre Dumas e ao lado de personagens famosos surgem então os relatos de previsões que se consumavam e o nome dos quirólogos que as faziam.

O mais famoso da época foi o quirólogo e pintor francês Adrien Adolphe Desbarrolles (1801-1886) foi conhecido por fazer previsões para o Papa Leão XIII, Napoleão III e a Imperatriz Eugênia.

Em 1879 Adrien Adolphe Desbarrolles publicou o clássico "Chiromancie nouvelle em harmonie avec La phrénologie et La physiognomonie".

O famoso Capitão Stanislas D'Arpentigny (1798-1865) pioneiro nas observações sobre a fisionomia das mãos a quirofisiognomonia é considerado como sendo "o pai da quirologia moderna".

Os aspectos da fisiognomonia eram ignorados pelos praticantes da quirologia, foi criado por D'arpentigny, e modificado e aprimorado por Desbarrolles, que também cabe o título de pai da quirologia.

A dermatoglifia, que estuda os esquemas das cristas e sulcos naturais presentes nas mãos e nos pés, as primeiras observações dos riscos encontrados nas pontas dos dedos, fato que deu origem à ciência que revolucionou o mundo da perícia criminal.

Em 1823 o Dr. Purkinje, medico tcheco, foi o pioneiro na descoberta de que não existem duas pessoas com a mesma impressão digital.

O Dr. Francis Galton, também nesta época divulga seus estudos das variações raciais, sobre as digitais.

O Dr. Carl Gustaf Carus, médico pessoal do rei da Saxônia, realizou as análises feitas ao formato das mãos: uma adaptada para agarrar e segurar; a outra para investigar e aprender.

A Psicóloga Charlotte Wolff (1897-1986) utiliza a pesquisa do Dr. Gustafe elabora seu grande trabalho sobre os estudos do caráter humano.

Em 1866 nasce na Irlanda aquele que seria considerado o quirólogo de maior sucesso na Europa e América: Conde Louis Hammond, que usava o pseudônimo Cheiro's.

Cheiro's divulgou a quirologia com maestria, realizou grandes leituras e previsões como: o ano e as condições da morte em alto mar de um importante militar do exército britânico Horátio Kitchener 22 anos, antes de o fato ocorrer! Previu a ruína que se abateu sobre o escritor irlandês Oscar Wilde, preso por crime de homossexualidade.

Não há dúvidas de que Cheiro's possuía o dom da vidência, uma vez que muitas das suas previsões davam detalhes impossíveis de serem atribuídos à leitura das mãos.

Em 1883, o Conde Saint-Germain (fundador da escola de Quirologia em Chicago) e publica seu livro Hand book of. Palmistry.

Em 1897 Saint-Germain lança o livro Pratical Palmistry, que foi reeditado em 1974, com a reputação de ser a melhor e mais completa obra do gênero, fez muito sucesso na época, o texto do seu livro faz previsões terríveis relacionadas a ameaças de morte, destruição, melancolia e tristeza. Pequenos e isolados sinais possuem, em sua técnica de leitura, o poder de representar insanidade, assassinatos, degradação moral e depravação.

É dele o significado de insanidade hereditária erótica atribuída à pessoa que possui uma estrela no final da linha da Cabeça que se dirige ao monte da lua. (Hoje na quirologia moderna este sinal significa pessoa depressiva e ciclotímica).

Em 1900 William G. Benham, criou uma metodologia científica "que testava na prática os conhecimentos tradicionais, analisando centenas de mãos e anotando os resultados "mostrando que os resultados da quirologia eram dignos da atenção das melhores mentes".

Willian G.B. fundou uma escola em Nova York de quirologia dedica a Orientação Vocacional e Matrimonial.

Katherine St. Hill fundou e dirigiu a Chirological Society em 1889, na Inglaterra, estudou as mãos de várias pessoas em hospitais, prisões e manicômios, criou uma "teoria da relação existente entre os nervos, o cérebro e as linhas das mãos".

Grégoire Chekeriam, quirólogo, autor e editor (La Science de lire dans lês mains-La Chirologie et l'amour,1958).

O Dr. Paul Carton, estudioso da fisionomia humana que deixa, em vários trechos de suas obras, como Diagnostic et conduite dês temperaments (1926), L'art medical (1930) e Les clefs Du diagnostic de l'individualité (1942), indicações da importância do estudo das mãos.

Em maio de 1913, ocorreu em Paris o Segundo Congresso de Ciências Psíquicas Experimentais, ficou consagrado o nome Quirologia ou Quirosofia para definir a ciência estava sendo reconhecido oficialmente como um ramo especializado da Psicologia.

Em 1944, Julius Spier psicoquirólogo publica sua obra The Hands of Children realizou conferencias na Universidade de Zurique onde o famoso Psiquiatra Dr. Carl Jung, que acabou escrevendo o prefácio de seu livro leitura obrigatória aos médicos, psiquiatras e criminalistas que se dedicam ao assunto até hoje.

(Spier morre durante a guerra de 1939-1945) sem terminar seu livro The Hands of The Mentality.

O Dr. Alexander Rodewald, médico da Universidade de Munique, na década de 90, desenvolveu um método de análise das impressões digitais utilizando o microscópio eletrônico, esse método foi introduzido em todas as principais universidades Alemãs, porque possibilita predizer, com 80% de precisão, as chances que o recém-nascido tem de desenvolver câncer, diabetes, doenças cardíacas, leucemia ou doenças mentais durante a sua vida.

Outros países também estão desenvolvendo pesquisas semelhantes: Rússia, EUA, Suíça, Alemanha e Inglaterra.

Na Rússia é muito utilizado o estudo da dermatoglifia para o acompanhamento e seleção de crianças que deverão ser encaminhadas para o atletismo.

Em 1989, Regina Ferrari fundou uma Escola de Quirologia na cidade do Rio de Janeiro e escreveu o Livro Leitura de Mãos, Quirologia você pode Aprender.

Atualmente a Quirologia é estudada em vários segmentos:

- Quirodiagnóstico: estuda o caráter e temperamento do homem, utilizando as mãos.

- Quirosofia: ramo filosófico da quirologia que estuda os seus princípios, leis e normas.

- Quirografia: técnica e arte de se obter boas cópias gráficas das mãos.

- Quirometria: estudo especializado em medir no tempo os acontecimentos vividos e sua correspondente localização nas mãos.

- Quiropatia: estuda a constituição orgânica e suas predisposições a doenças.

Cientistas, escritores e pessoas famosas que tiveram contato com a Quirologia.

Artista Francês, Adrien Adolphe Desbarrolles (1801-1886): Exilado na Espanha durante a Revolução; ficou famoso retratando os ciganos e com eles aprendeu a Quiromancia. Ao regressar à França continuou seus estudos e se tornou um grande Quirólogo.

O Médico e filósofo francês, Alexis Carrel (1873-1944): Seus trabalhos sobre enxertos lhe conferiram o prêmio Nobel da Medicina em 1913. Em sua obra La Incógnita Del Hombre, além de ressaltar a validade do estudo da fisionomia humana, destaca a importância das impressões digitais: "... as impressões digitais são a marca genuína do homem e cada homem tem uma história distinta de todas as demais".

O grande filósofo grego Anaxágoras (500-426 a.C.): Estudioso das mãos e por várias vezes citado nos tratados antigos de Quirologia.

O Filósofo, Aristóteles (384-322 a.C.) de grande influência na época em que viveu. Foi aluno de Platão e educador de Alexandre Magno. Obteve no Egito os seus conhecimentos básicos sobre a quirologia e, por ordem de Alexandre, registrou-os em um de seus livros.

A médica e professora da Universidade de Londres, Charlotte Wolff (1897-1986): especializou-se no estudo da Quirologia, tendo publicado várias obras sobre o tema na França e em Londres. Seus trabalhos comprovam a vantagens de se utilizar os conhecimentos obtidos pela análise das mãos nas atividades ligadas à psiquiatria, psicopedagogia, medicina, educação e testes vocacionais. Suas obras mais conhecidas: Les Principes de La Chirologie (1937) e The Human Hand, La mano y su Lenguaje (maio de 1950).

O Médico Francis Galton (1822-1911): estudou e classificou as impressões digitais, sua variação racial, importância genética e aplicação no diagnóstico de doenças. Preocupado em melhorar a espécie humana (a chamada eugenia), Galton cria em Londres uma organização que em 1933 fica sendo chamada de Galton Laboratory. Nesse instituto foram feitas inúmeras pesquisas relacionando a dermatoglifia aos problemas genéticos e à sua hereditariedade. Famílias inteiras, gêmeos idênticos e até mesmo macacos tiveram suas impressões, digitais analisadas. Esses estudos resultaram nos conhecimentos atuais sobre o mongolismo e a polidactilia.

O Médico e professor Harold Cummins: de anatomia na Faculdade de Medicina de Tulane, com a colaboração do médico histologista Dr. Charles Midlo, escreve a obra que é referência para os estudos da dermatoglifia: Finger Prints, Palms and Soles (1934).

O Médico Henry Faulds (1843-1930): missionário escocês, que, trabalhando no Japão, observou a importância e o valor antropológico dado aos sinais dos dedos. Escreve para Charles Darwin, que na época já estudava a Teoria da Evolução, relatando estas informações. Darwin se interessa pelo assunto e repassa as informações ao seu primo e médico Dr. Francis Galton. Dois anos mais tarde, em 1880, Galton publica na revista Nature sua sugestão de que esses sinais podiam ser utilizados na identificação das pessoas.

O quirólogo francês Henry Mangin-Balthazard: com conhecimentos na área médica. Famoso por sua obra Valeur Clinique dês Ongles (1932).

O Médico Hipócrates (450-355 a.C): nascido na Grécia antiga muito famoso, autor da classificação dos temperamentos humanos (tipo sanguíneo) consegue também destaque no campo da Quirologia. Comprovou que algumas alterações cardíacas ou pulmonares repercutiam no formato dos dedos (e unhas), podendo deixá-los espessos ou com unhas abauladas. Até hoje, esse tipo de unha é denominado unha hipocrática.

Sr. Isaac Newton (1642-1727): Seus conhecimentos sobre Quirologia, Filosofia e Psicologia impressionaram o mundo sobre famosa frase "O polegar é o homem", que até hoje encontra respaldo entre os quirólogos modernos.

Joannes Evangelista Purkinje (1787-1869): Médico Tcheco foi o criador do tratamento científico dado ao estudo dos padrões dos sulcos peculiares às mãos e aos pés: a dermatoglifia. A esse importante cientista devemos as informações sobre as glândulas sudoríparas da pele, os esquemas de alinhamento adotados por elas, sua classificação e importância genética.

Noel Jaquin: Pioneiro na observação das atitudes psicológicas e dos sinais digitais. Na área da saúde publicou livros detalhando as mudanças orgânicas e as respectivas alterações digitais. Suas obras mais famosas são: The Hand of Man (1934), The Hand Speaks (1942), Signature of Time (1950) e The Human Hand, The Living Symbol (1956).

E o Dr. Gérard Encausse, médico com seu Pseudônimo de PAPUS, trabalhou na Rússia e morreu durante a guerra, no exercício da profissão, deixou tratados e estudos sobre a quirologia.

Como vocês podem ver a Quirologia sempre foi pesquisada e valorizada por Homens das Ciências acadêmicas e seus estudos e aplicações estão evoluindo de tempos em tempos, para orientar e ajudar o homem a se conhecer cada vez mais, tanto no campo da ciência como também no autoconhecimento do indivíduo como pessoa.

Vou dar a vocês, noções e informações teóricas e práticas de como a quirologia interpreta a arte e ciência de ler as mãos, como um e, estão prontos para começar esta aventura no mapa de suas mãos?

Então vamos lá. Antes mais algumas dicas.

A razão que me faz considerar o estudo das mãos um conhecimento útil na vida dos estudantes, noivos, pais, educadores, pedagogos, psicólogos, médicos etc., é a minha experiência de analista de mãos e a afirmação da Dra. Charlotte Wolff, que estudou as mãos do ponto de vista da diagnose psicológica: - "As nossas mãos são a parte visível do nosso cérebro". Cito também o parecer do eminente psiquiatra Carl Jung, na introdução que fez no livro de Julis Spper, "The Hand of Children": – "As mãos estão intimamente ligadas à psique e podem fornecer expressões reveladoras do caráter humano".

A quirologia, embora ainda não reconhecida como uma ciência convencional nos permite reconhecer no formato, nos contornos e nas linhas das mãos, indicadores de traço de caráter, inteligência e capacidade criativa. A leitura de nossas mãos pode nos ajudar a conhecer a nós mesmos, nossa personalidade e nossas aptidões. Pode nos ajudar a desenvolver as nossas potencialidades, a reconhecer nossas limitações, tornando-nos aptos para melhor usar os nossos talentos.

Muitos me perguntam se para aprender a ler as mãos é necessário ter o Dom da Clarividência, da adivinhação, ou se é necessário ser Médium.

Não, não é necessário nada disso, porque a quirologia não é uma ciência oculta. Na verdade, de oculto nada tem. Trata-se de uma arte criada e aperfeiçoada através da observação e da experiência. Qualquer pessoa pode aprender a praticar a quirologia, desde que tenha boa memória para armazenar uma serie de dados e seja uma excelente observadora. Este livro pretende facilitar essa aprendizagem.

Segundo Rose Hubert, em seu livro "As Linhas das Mãos", não se deve dizer quiromancia, mas sim quirologia, porque a designação de quiromancia, corretamente aplicada a esta "ciência", é um termo impróprio, pois na quirologia não existe "mancia" alguma. A Palavra Mancia, prossegue a autora, deriva do grego "manta", que significa adivinhação. Nesta arte nada existe de misterioso ou de adivinhatório.

Na verdade, a quirologia é composta de três disciplinas – a quirognomia, que estuda os sinais de caráter através do formato e das medidas das mãos e dedos, que correspondem o primeiro e segundo capitulo desse livro, a Quirodermatoglifia, que estuda os sinais dos acontecimentos através das linhas e marcas das mãos, compreendem do terceiro ao sexto capítulo, e a Dermatoglifia, que estuda as impressões das mãos e dedos que não correspondem às linhas das mãos. Esta última não faz parte deste livro, ficará para o próximo.

O estudo da quirologia é motivador e muito atraente, pois nos abre as portas para um universo inteiramente novo. Suas revelações são apaixonadas porque se relacionam diretamente com a nossa pessoa, a nossa felicidade, as nossas aptidões e os nossos defeitos.

Todos que têm oportunidade de estudar quirologia são unânimes em afirmar que essa "ciência" permite-nos visualizar, com pouca margem de erro, e de maneira rápida, o perfil psicossocial das pessoas. Neste livro eu espero que você confira, pessoalmente, estas afirmações.

Algumas recomendações

A partir do primeiro capítulo deste livro, "A ciência da quirologia uma construção para a medicina", você já é convidado a iniciar os exercícios práticos em suas próprias mãos e nas mãos de pessoas conhecidas. O treino é importante. De nada adianta ler e memorizar o assunto se você não exercitá-lo. Você terá que investir um bom tempo na parte prática para conseguir cristalizar os conhecimentos recebidos.

Faça o seu kit para impressão das mãos:

- Adquira uma boa lupa de aumento (4x ou 10x).
- Uma almofada para carimbo com tinta preta nº 02 ou 04.
- Um rolo de espuma 8 cm ou 10 cm de largura.
- Um bloco de papel A4.
- Um sabonete neutro.
- Um pedaço de pano para enxugar as mãos.
- Uma pasta para guardar suas impressões.

A impressão das mãos

A impressão das mãos possibilita revelar linhas e marcas quase imperceptíveis a olho nu, além da vantagem de ser guardada para comparações futuras.

Os capítulos são numerados e devem ser estudados na ordem, um de cada vez. A velocidade do estudo só você poderá determinar. Recomendo, porém, um prazo mínimo de um mês para o estudo completo destes (dez) capítulos. A prática se adquire com o tempo e com o exercício das leituras de mãos.

Ao fazer uma análise comece, preferencialmente, pela mão Esquerda, pois ela reflete os traços de caráter herdados e compreende a bagagem inconsciente que todo indivíduo traz consigo quando nasce. A mão Esquerda é considerada a mão das características e da constituição herdada. É a mão do destino, dos projetos e expectativas da família muitas vezes sobre a vida do indivíduo.

A mão Direita indica o modo pelo qual estamos utilizando as qualidades que herdamos. Ela contém informações sobre as modificações causadas pelas influências do mundo exterior. O analista costuma ler as duas mãos para procurar contradições e possíveis conflitos de comportamento.

Às vezes, uma linha ou sinal bem marcado na mão esquerda chega a desaparecer na mão direita. Isto significa que certas tendências, boas ou más, foram modificadas pelo meio ambiente. No caso inverso, quando a linha ou sinal aparece só na mão Direita foi a educação e o meio ambiente que desenvolveram na pessoa aquela aptidão, qualidade ou defeito.

É comum encontrarmos dados contraditórios nas mãos. Isto não é surpreendente, se considerarmos que somos o resultado de uma longa série de ancestrais, cujas personalidades dificilmente podem ser semelhantes. Procure anotar, por escrito, cada observação que fizer durante a análise. Os resultados não contraditórios devem ser considerados corretos. Os contraditórios podem decorrer de:

a. Erro de leitura ou interpretação.

b. Existência, na pessoa analisada, de dupla tendência de comportamento.

Neste livro, por razões didáticas, iremos considerar isoladamente o significado de cada formato, linha ou sinal existente na mão. Porém, durante uma análise, quando observar, por exemplo, um dedo indicador curto, não deve concluir de imediato, que seu dono é inibido ou sofre de complexo de inferioridade. Antes de qualquer prognóstico analise o conjunto da mão.

Nesse caso, uma boa linha da cabeça ou um dedo polegar grande traduzem qualidades capazes de superarem a deficiência mostrada pelo indicador.

Para conseguir uma análise satisfatória é necessário dominar o conteúdo deste livro.

Para atingir este objetivo, não tenha pressa.

Leia todos os capítulos, com calma. Somente passe para o capítulo seguinte quando tiver assimilado o conteúdo dos capítulos anterior e feito o exercício proposto.

Capítulo 1

Medida das mãos

Os analistas de mãos usam designações como: mãos grandes, mãos largas, mãos pontudas, dedos longos, etc. Por isso, antes de iniciarmos este livro é preciso conhecer os critérios adotados na identificação e no reconhecimento dessas medidas.

As mãos consideradas "perfeitas", isto é, as mãos que apresentam medidas bem proporcionais, têm as seguintes características:

1º- Comprimento:

O Comprimento total da mão é, aproximadamente, a décima parte do comprimento total do corpo. A medida deve ser feita da ponta do dedo médio (saturno) ao final da palma, antes da dobra do pulso. Se for maior que 10% da altura da pessoa, a mão é considerada grande; se menor, é considerada pequena. Assim, por exemplo, uma pessoa que mede 1,70 cm de altura, deve ter uma mão medindo, aproximadamente, 17 cm (0,17m).

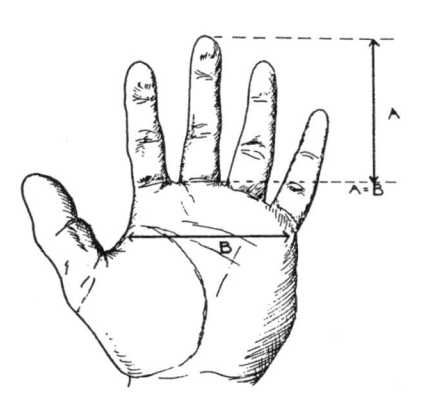

Figura 1.1.

2º- Largura:

A Largura da mão deve ser igual ao comprimento do seu dedo médio (Saturno).

Quando for maior é considerada larga, quando menor estreita. (Figura 1.1).

3º- Comprimento de dedos:

O dedo médio (Saturno) nº 1, é o mais longo de todos, seguido do indicador (Júpiter) nº 2, anular (Apolo) nº 3, mínimo (Mercúrio) nº 4, e o polegar (dedo de Deus ou Vênus) nº 5. (Figura 1.2).

4º- Como identificar os dedos longos:

O Comprimento do maior dedo (Saturno), o médio, mede cerca de 85% da palma. Acima disso pode ser considerado longo. Se a palma, por exemplo, mede 10 cm, o comprimento do seu dedo médio (Saturno) será, aproximadamente, 8,5 cm.

Há uma regra prática para se determinar se o dedo é longo ou não. Consiste em fechar as mãos e esticar os dedos procurando atingir o pulso (Figura 1.3). Normalmente, um dos dedos atinge o início da palma. Se ultrapassar, chegando até a dobra do pulso são considerados longos.

5º- Comprimento do polegar:

O tamanho do polegar (Vênus) ou (Deus) deve ser igual ou ligeiramente inferior ao dedo mínimo (Mercúrio). O polegar (Vênus) normal, quando encostado na mão, atinge o meio da falange do dedo indicador (Júpiter). Se atingir a articulação é considerado longo. (Figura 1.4).

6º- Ângulo de abertura do polegar:

O polegar (Vênus ou Deus), quando totalmente aberto, forma um ângulo de 85° a 90° em relação à mão (Figura 1.5).

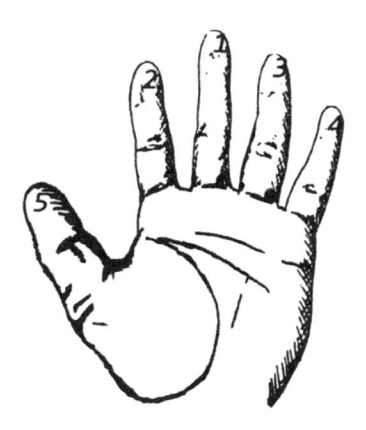

Figura 1.2.

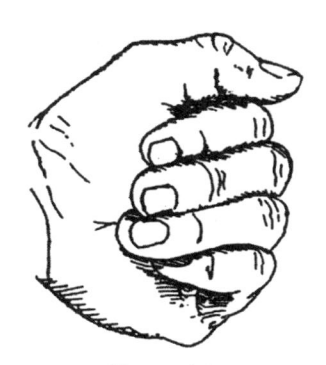

Figura 1.3.

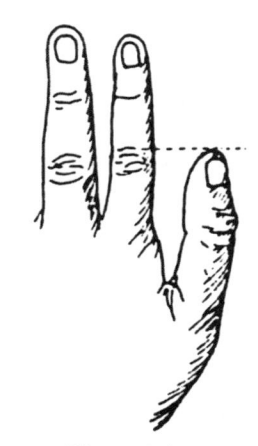

Figura 1.4.

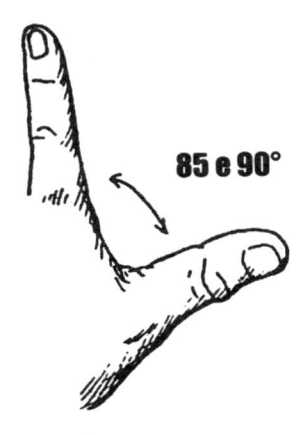

Figura 1.5.

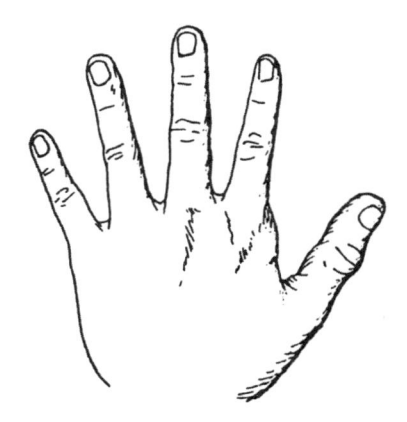

Figura 1.6.

7°- Espaçamento entre os dedos:

Os dedos, quando totalmente abertos, são equidistantes entre si, ou seja, a distância entre eles é praticamente a mesma. Devem ser retos, com suaves nós nas articulações e as suas pontas não devem se inclinar para nenhum dos lados (Figura 1.6).

8°- Comprimento das falanges do polegar (Vênus ou Deus):

A primeira falange do dedo polegar (Vênus ou Deus) (falange da unha), corresponde cerca de 45% do tamanho do dedo (Figura 1.7).

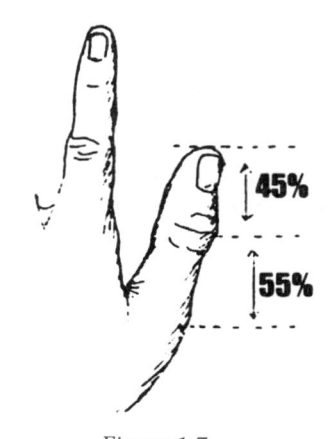

Figura 1.7.

9°- Flexibilidade das mãos:

As mãos devem apresentar ligeira flexibilidade (capacidade de dobrar-se para trás), (Figura 1.8), serem ligeiramente úmidas, cor rosada e temperatura igual a do corpo.

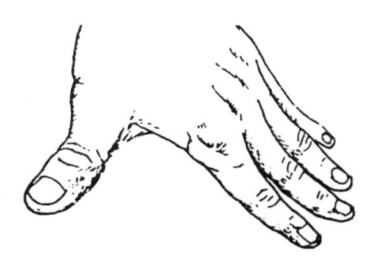

Figura 1.8.

10º- Linhas principais:

Existem quatro linhas principais: linha da vida, contornando o polegar (Vênus) e formando um grande arco; a linha da cabeça no centro da palma; linha do coração, que corta a parte superior da mão, nascendo embaixo do dedo mínimo (Mercúrio), e a linha do destino, que nasce próxima ao pulso, no centro da mão e sobe em direção ao dedo médio (Saturno). Essas linhas devem ser bem traçadas, sem quebras. (Figura 1.9).

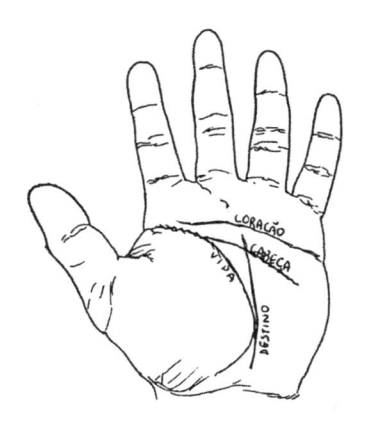

Figura 1.9.

Todas as medidas aqui apresentadas são aproximadas. Quando a diferença for pequena, ela não deve ser considerada. Somente se a diferença for grande (acima de 10%) deve ser anotada. Quando essas e outras medidas não são respeitadas existem certas tendências no comportamento social do seu portador. Essas tendências serão estudadas no capítulo seguinte.

Exercício nº 1

Antes de continuar o estudo deste capítulo, faça o seguinte exercício: numa folha de papel, trace o contorno da sua mão esquerda. Anote todas as características que fogem das medidas aqui apresentadas. Guarde esse registro para futuras conclusões. Se puder, tire também as medidas de outras pessoas. Não se esqueça de identificá-las na folha. Como sugestão, e para facilitar a resolução deste 1º exercício, siga o roteiro abaixo:

1º As mãos são largas ou estreitas?

2º O comprimento dos dedos é normal? São longos ou curtos?

3º E o tamanho do polegar, é normal? Qual o seu ângulo de abertura?

4º Os dedos são equidistantes entre si? Alguma ponta se inclina para os lados? Apresentam nós?

5º A falange da unha do polegar é maior do que a segunda falange?

6º E quanto à flexibilidade das mãos? Elas se dobram ligeiramente para trás? São rígidos?

7º A mão é dura? Mole? Quente? Fria? Suada? Seca?

8º Tire a impressão dessa mão (veja instruções no final do livro) e identifique as quatro linhas principais. Elas são bem traçadas? Tem alguma quebrada?

Não tenha pressa em querer descobrir o significado de tudo isso. Com o andamento do livro você será capaz de interpretar todas as mensagens registradas. Guarde esse registro para outros exercícios e para futuras conclusões. Tenha paciência!

Cole aqui a impressão de sua mão esquerda.

Anotações:

Impressão de mão estreita – o comprimento da palma é bem maior que a sua largura. (Figura 1.10).

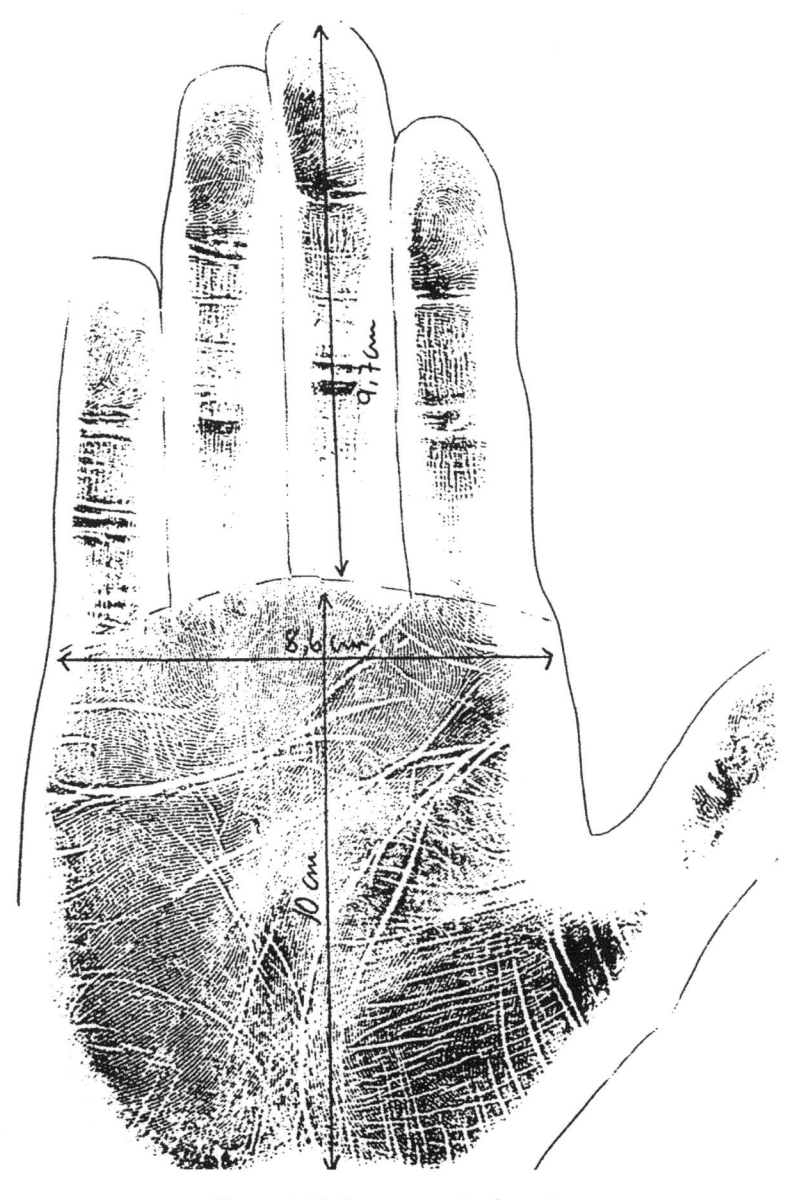

Figura 1.10. Interpretação da mão.

Tendências do comportamento humano segundo o formato das mãos

Mãos Grandes - Seus portadores são pessoas que têm visão detalhista; suas mentes são aptas para trabalhos de precisão. (Figura 1.11).

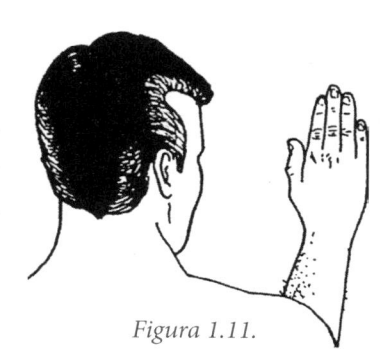

Figura 1.11.

Mãos Pequenas - As pessoas de Mãos Pequenas têm pensamentos amplos, mas não valorizam as minúcias; são práticas e impacientes com detalhes. (Figura 1.12).

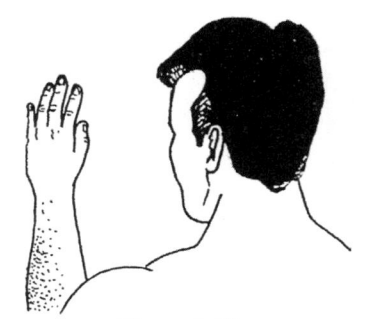

Figura 1.12.

Mãos Estreitas - São sensíveis, inseguras e introvertidas. Nas mãos estreitas a largura da palma é bem inferior que o seu comprimento. (Figura 1.13).
O comprimento A é menor que o comprimento B.

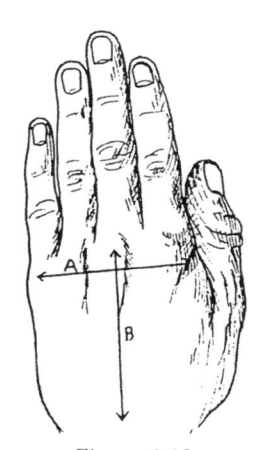

Figura 1.13.

Mãos Largas - Não é difícil identificar a mão larga. A Largura da palma é ligeiramente maior que seu comprimento. São pessoas com forte desejo de vencer e dominar; são extrovertidas e materialistas. O comprimento A é maior que o comprimento B (Figura 1.14).

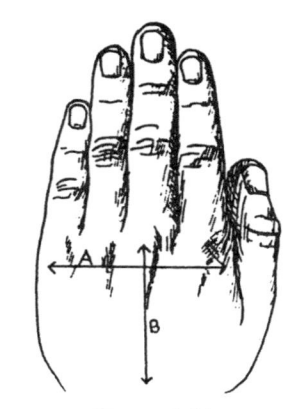

Figura 1.14.

Mãos Quadradas - A Largura e o comprimento da palma são praticamente iguais. Denotam persistências; são pessoas práticas e lógicas; são organizadas, realistas e de pouca imaginação fantasiosa. Muitos portadores de mãos largas demonstram pouca afetividade.
O comprimento A é igual ao comprimento B (Figura 1.15).

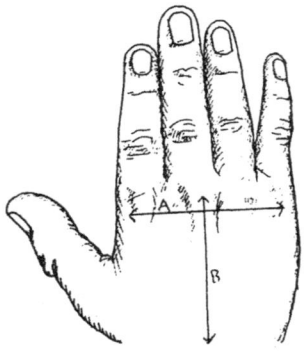

Figura 1.15.

Mãos Pontudas - A palma costuma ser estreita e os dedos longos. São pessoas receptivas, idealistas, sensíveis. É também chamada de mão psíquica dada a capacidade de intuição e religiosidade de seus portadores. São pessoas com pouco senso prático no dia a dia (Figura 1.16).

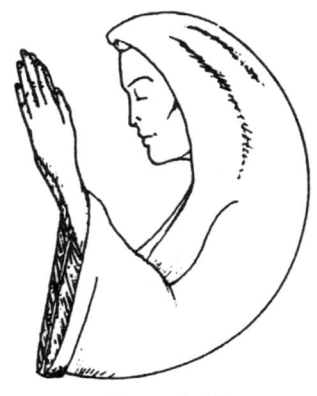

Figura 1.16.

Mãos Espatuladas - Seu formato parece uma espátula. A parte mais larga é na base dos dedos. São pessoas autoconfiantes, inquietas, dinâmicas, extrovertidas e nervosas (Figura 1.17).

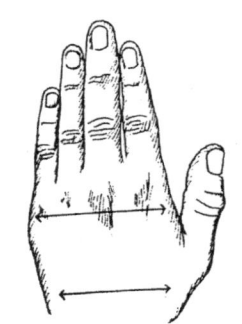

Figura 1.17.

Mãos Muito Flexíveis - São pessoas facilmente comandadas por outras. São muito impressionáveis e acreditam em quase tudo que ouvem dizer (Figura 1.18).

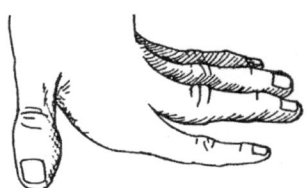

Figura 1.18.

Mãos Sem Flexibilidade - São extremamente cautelosos; caráter rígido; inflexíveis na conduta. O grau de flexibilidade das mãos revela o grau de flexibilidade da mente. O ideal é ter as mãos parcialmente flexíveis (Figura 1.19).

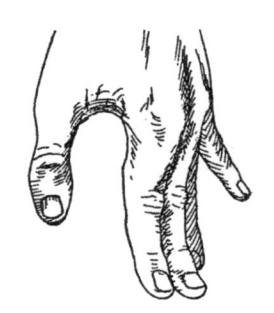

Figura 1.19.

Mãos Ossudas - Demonstram reflexão; são questionadores e metódicos (Figura 1.20).

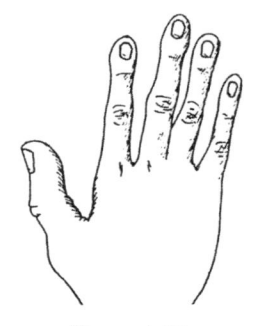

Figura 1.20.

Mãos Muito Moles - Denotam comodismo, sexualidade e gula. Num aperto de mão você logo identifica a mão mole. Ela é macia e fofa (Figura 1.21).

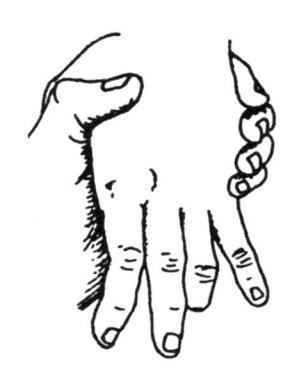

Figura 1.21.

Mãos Muito Duras - Seus portadores têm a mente prática e calculista; são dinâmicos e persistentes; têm muita energia e certa dificuldade em expressar seus sentimentos (Figura 1.22).

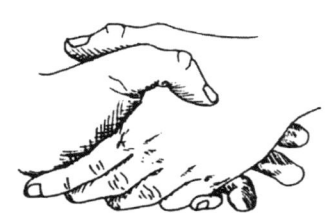

Figura 1.22.

Mão Frias - Demonstra nervosismo, insegurança, angústia íntima (Figura 1.23).

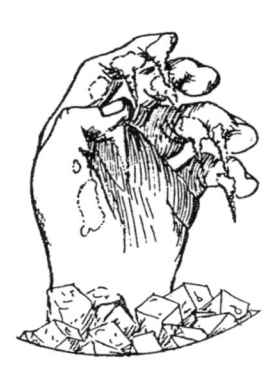

Figura 1.23.

Mãos Úmidas - Denunciam sinais de incerteza, temor, inibição social ou sexual (Figura 1.24).

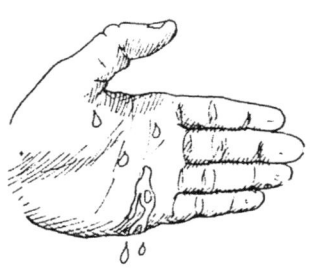

Figura 1.24.

Mãos Cônicas - Seu formato é como um cone. É mais larga no pulso. São pessoas receptivas, sentimentais. Criativas, diplomáticas e sensuais. A largura A é menor que a largura B (Figura 1.25).

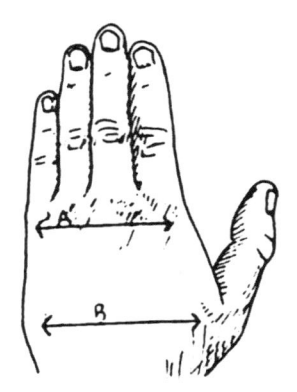

Figura 1.25.

Mãos Carnudas - Representam sensualidade, comodismo, lentidão, gula (Figura 1.26).

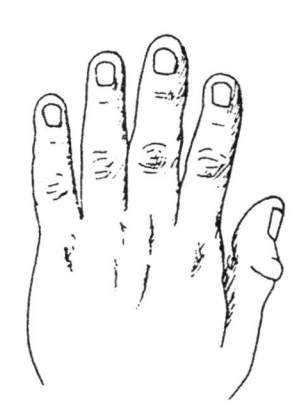

Figura 1.26.

Exercício nº 2

Consulte o registro feito no exercício anterior e tente descrever as possíveis tendências de seu comportamento. Não se preocupe se discordar de alguma revelação. Esses comportamentos, revelados a partir do formato de suas mãos poderão ser atenuados ou reforçados com outros sinais e linhas das mãos, a serem ainda estudados. Guarde todas essas anotações para conclusão no final deste livro.

Capítulo 2

Os dedos

Na quirologia, cada dedo está relacionado com um ou mais tipos de comportamento. (Figura 2. 01).

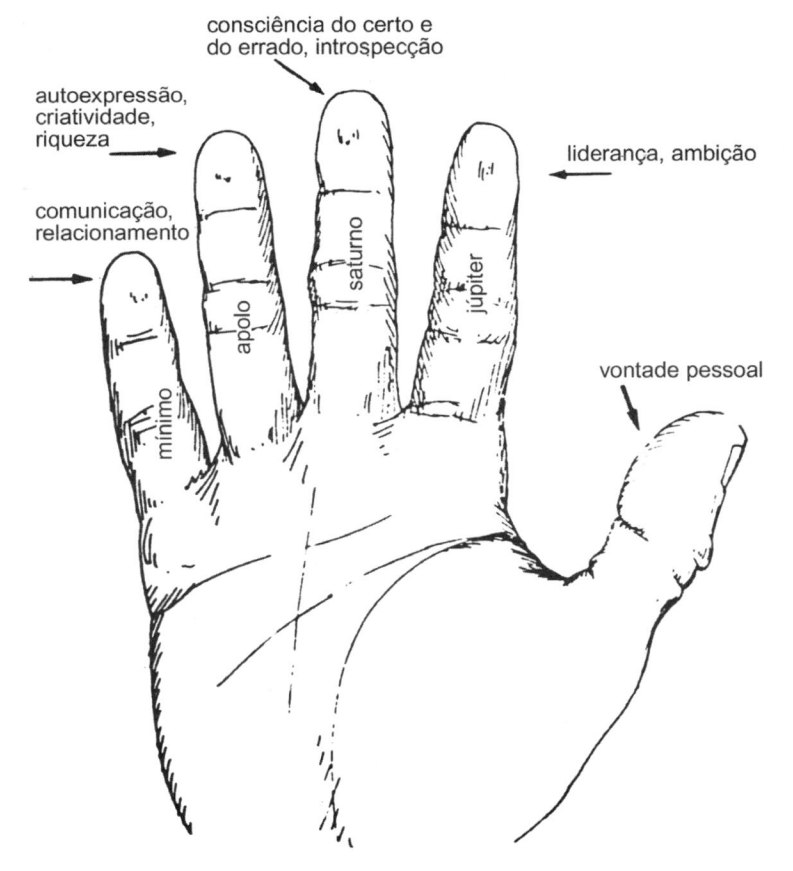

Figura 2.01.

- Polegar (Vênus): Vontade pessoal.
- Indicador (Júpiter): liderança, ambição.
- Médio (Saturno): consciência do certo e do errado, introspecção.
- Anular (Apolo): autoexpressão, criatividade, riqueza.
- Mínimo (Mercúrio): Comunicação, relacionamento.

I - Os dedos

Na quirologia cada dedo está relacionado com um ou mais tipos de comportamento (Figura 2.01).

- O Dedo Mínimo (Mercúrio) representa a comunicação, o relacionamento social, à diplomacia.
- O Dedo anular (Apolo) representa a criatividade, a autoexpressão, a riqueza e o amor às artes.
- O Dedo médio (Saturno) representa a espiritualidade, conhecimento intelectual, religiosidade e a busca da verdade.
- O Dedo indicador (Júpiter) representa o talento executivo, a ambição, a liderança e o aspecto financeiro.
- O Dedo Polegar (Vênus ou Deus) representa a vontade pessoal. Sabe-se, porém que o formato e o comprimento de cada dedo podem reforçar ou enfraquecer esses comportamentos. Por isso, a análise dos dedos é importante na determinação do tipo de trabalho para o qual a pessoa está mais capacitada.

1º- Quanto ao comprimento:

Dedos Longos - indicam capacidade para trabalhos que exigem pensamentos abstratos, análise e exatidão. Se os dedos forem longos e finos é sinal de muita espiritualidade (Figura 2.02).

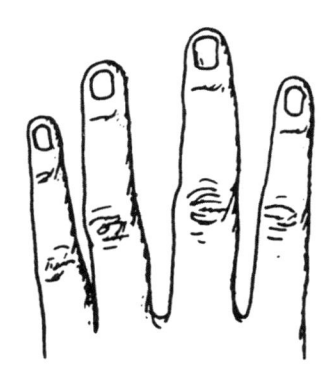

Figura 2.02.

Dedos Finos - da mesma forma que as mãos estreitas, significam espiritualidade, principalmente se os dedos forem longos (Figura 2.03).

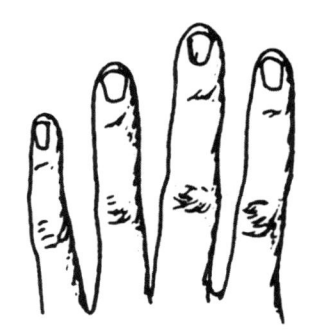

Figura 2.03.

Dedos Curtos - seus portadores têm pensamentos rápidos; se impacientam com detalhes e preferem encarar as coisas como um todo. Se os dedos forem curtos e grossos expressam materialismo (Figura 2.04).

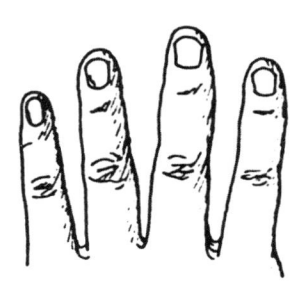

Figura 2.04.

Dedos Grossos - indicam pessoas materialistas, apreciadoras dos prazeres da mesa e dos sentidos, principalmente se forem curtos (Figura 2.05).

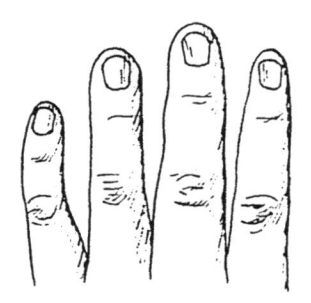

Figura 2.05.

2º - Quanto ao formato:

O formato dos dedos é identificado pelas suas pontas, nem sempre arredondadas.

As pontas dos dedos podem se apresentar com formatos quadrado, espatulado ou pontudo.

Pontas Quadradas - Seus portadores têm talento para organização, regularidade, razão materialismo. É o dedo do diretor, do chefe. (Figura 2.06).

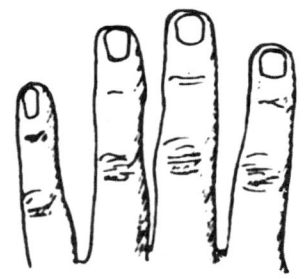

Figura 2.06.

Pontas Espatuladas - Representam ação, audácia, movimento físico, inquietação, interesses materiais (Figura 2.07).

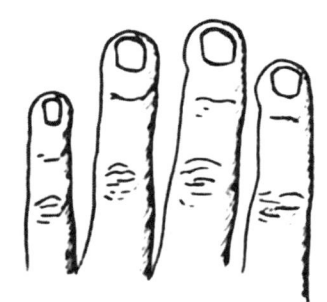

Figura 2.07.

Pontas Pontudas - Representam psiquismo, religião, sensibilidade, intuição e êxtase, principalmente se as mãos forem longas (Figura 2.08).

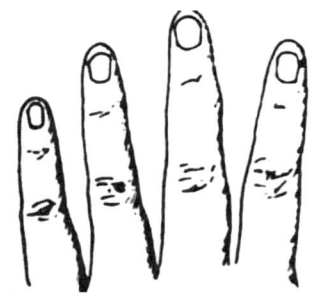

Figura 2.08.

Pontas Arredondadas - Significam inteligência e sociabilidade (Figura 2.09).

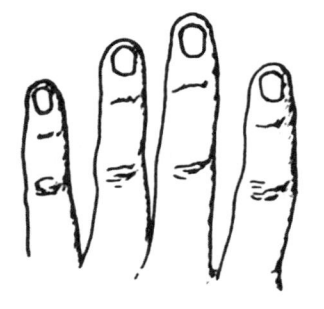

Figura 2.09.

O excesso na forma dos dedos pode ser um fator negativo para o seu portador. Assim, os dedos pronunciadamente quadrados têm uma inclinação para o fanatismo por ordem e por método; é o tirano perfeito. O dedo excessivamente pontudo indica imprudência, tem exagero de imaginação que pode se transformar em mentira, fanatismo religioso, etc. Os dedos muito espatulados são seres tiranos da atividade e do movimento. São pessoas irrequietas que atormentam a si e aos outros. O ideal é possuir os dedos arredondados, pois estes representam o equilíbrio entre a forma quadrada e a pontuda.

Pode-se observar numa única mão mais de um formato. Neste caso, consulte o quadrado esquemático deste capítulo, que resume o assunto.

Os dedos ossudos, aqueles que apresentam nós nas articulações, pertencem às pessoas que gostam de analisar as ideias que chegam até elas. Têm espírito filosófico, não acreditam em nada sem provas. São muito racionais, não embarcam em qualquer canoa!

Exercício nº 3

Faça o contorno de seus dedos e tente identificar o formato de cada um. É quadrado? Espatulado? Pontudo? Nodoso? Descreva o comportamento atribuído ao formato de seus dedos e compare essa descrição com aquela feita anteriormente com o formato de suas mãos. Tem alguma contradição? Guarde essa análise para o exercício seguinte.

II - O polegar

O estudo do dedo polegar é um dos mais importantes na determinação do caráter e da personalidade da pessoa. Ele representa a vontade pessoal. Está intimamente relacionado com o nosso ego e com o nosso nível de energia.

Dizem que os quirólogos Hindus dão muita importância ao exame minucioso do polegar, chegando a desprezar os demais dedos e até as linhas das mãos.

Um exame detalhado do polegar compreende:

- seu tamanho: grande ou pequeno.
- sua robustez: grosso ou fino.

- seu formato: quadrado, pontudo, espatulado ou arredondado.
- sua implantação na mão: alta ou baixa.
- sua flexibilidade: muito, pouco ou nada flexível.
- seu ângulo de abertura: acima ou abaixo de 90°.
- tamanho das duas falanges.

Quanto ao tamanho do dedo polegar, ele é considerado de tamanho normal quando encostado na mão, chega até o meio da falange do indicador (Figura 1.04).

Se o polegar for curto, seu portador pode ser facilmente influenciado pelos outros. Provavelmente trata-se de alguém sem opinião própria. Pode até ser um covarde; um incapaz de tomar decisões importantes. São pessoas que carecem de autoconfiança.

Se, ao contrário, for longo, todas essas fraquezas estarão superadas, principalmente se a linha da cabeça for bem formada. Pessoas com polegar longo é dotado de forte e grande força de ação. Polegares longos são marcas de sucesso, devido a grande autoconfiança e tenacidade de seus portadores.

Quando o polegar for robusto e forte, mesmo sendo de comprimento normal, o significado é a grande coragem física e muita

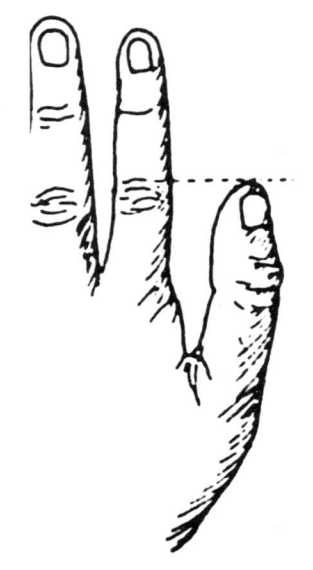

Figura 1.04.

vontade própria de seu portador. Tais qualidades são reforçadas se o polegar for também grande.

Quanto ao formato, se quadrado, pontudo, etc., consulte o quadro esquemático deste capítulo, que resume o assunto, (Tabela 2.1).

Tabela 2.1 Formato X Dedo

FORMATO / DEDO	QUADRADO	ESPATULADO	ARREDONDADO	PONTUDO
INDICADOR (Júpter)	ordeiro, prático, o soldado, o dogmático.	independente, materialista.	investigador da verdade, emotivo.	o psíquico, sensitivo, o não prático.
MÉDIO (Saturno)	cauteloso, cínico, melancólico.	o prático dos práticos, executor de ordens.	o administrador, o cão de guarda, crítico.	evasivo, totalista, cauteloso, crítico.
ANULAR (Apolo)	vendedor de artes, a artista prática.	artista prático, realizador.	o criativo, atuante, apreciador de artes e pessoas.	idealista, filósofo, criador de ideias abstratas.
MÍNIMO (Mercúrio)	comerciante.	executivo de negócios, advogado prático.	grande intuição para ciências, leis e política, a mente criativa.	político teórico, inventor, trapaceiro.
POLEGAR (Vênus ou Deus)	independente, corajoso, decidido, dominador.	independente, rebelde, agressivo.	amabilidade, calma, intelectual, vontade, firme.	místico, tímido, delicado, talento artístico.

Quanto à implantação na mão, ou seja, se nasce próximo ou afastado do pulso, pode-se dizer que a implantação alta revela que usa seus talentos em benefício próprio. São pessoas egoístas que não gostam de partilhar seus bens e dons com os outros, (Figura 1.4).

Se a implantação for baixa, seu portador é prestativo, generoso e altamente sociável. Trata-se de pessoa que se dá bem com todos; tem capacidade para fazer amigos com facilidade (Figura 1.5).

O mesmo se pode dizer com o ângulo de abertura do polegar. Quando se abre facilmente, com ângulo igual ou maior que 90 graus, seu portador é sociável e alegre.

Polegar flexível é sinal de boa adaptação ao meio social. Se a flexibilidade for exagerada seu portador acredita em tudo e em todos, embarca em qualquer canoa, principalmente se os dedos forem lisos, sem nós, e a linha da cabeça curta.

Polegar rígido demonstra muita prudência, responsabilidade e desejo de estabilidade.

Quanto ao tamanho das falanges o assunto será estudado no capítulo seguinte.

Impressão de mão mostrando um polegar de implementação alta (Figura 2.10).

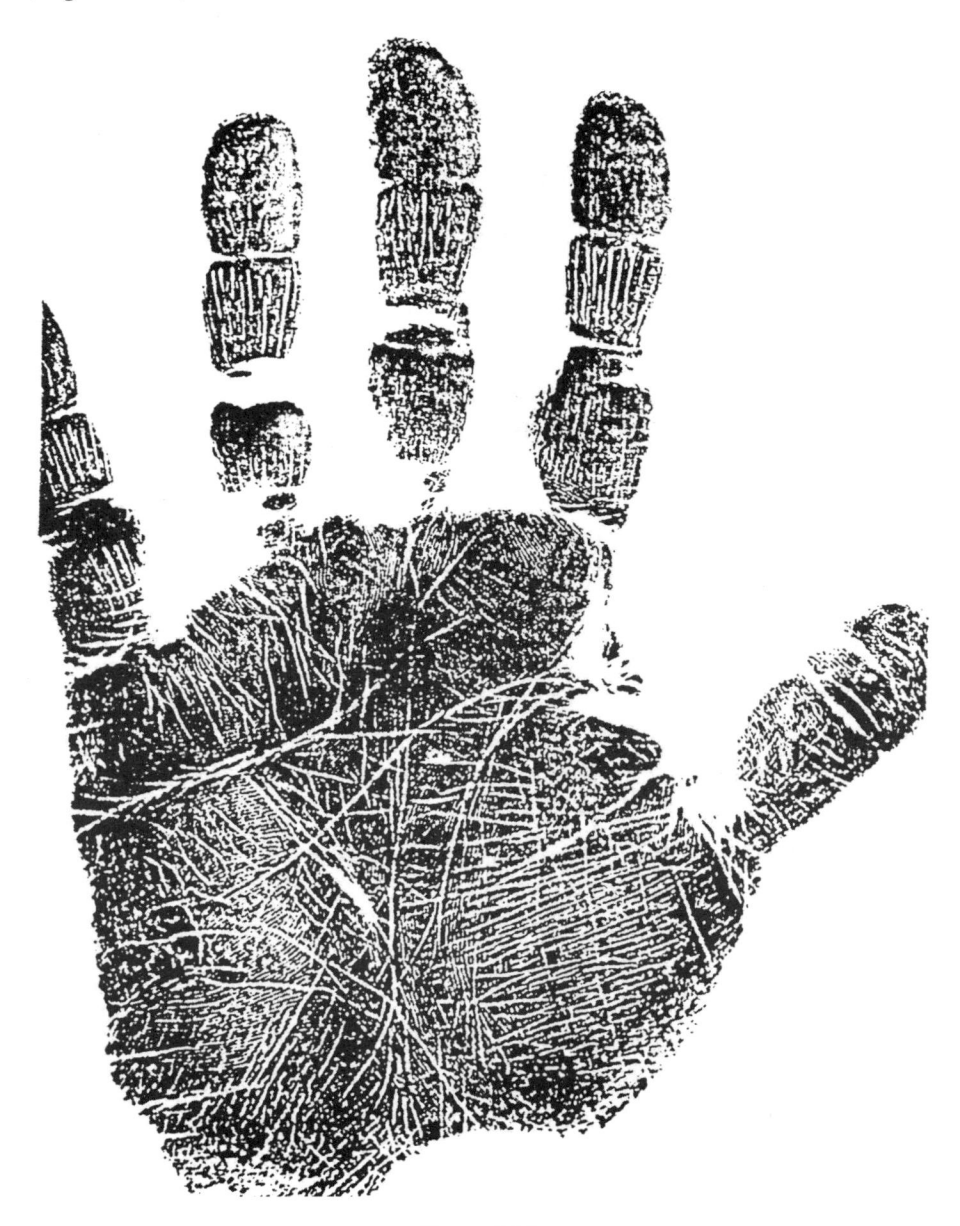

Figura 2.10.

Impressão de mão mostrando um polegar de implementação baixa. (Figura 2.11).

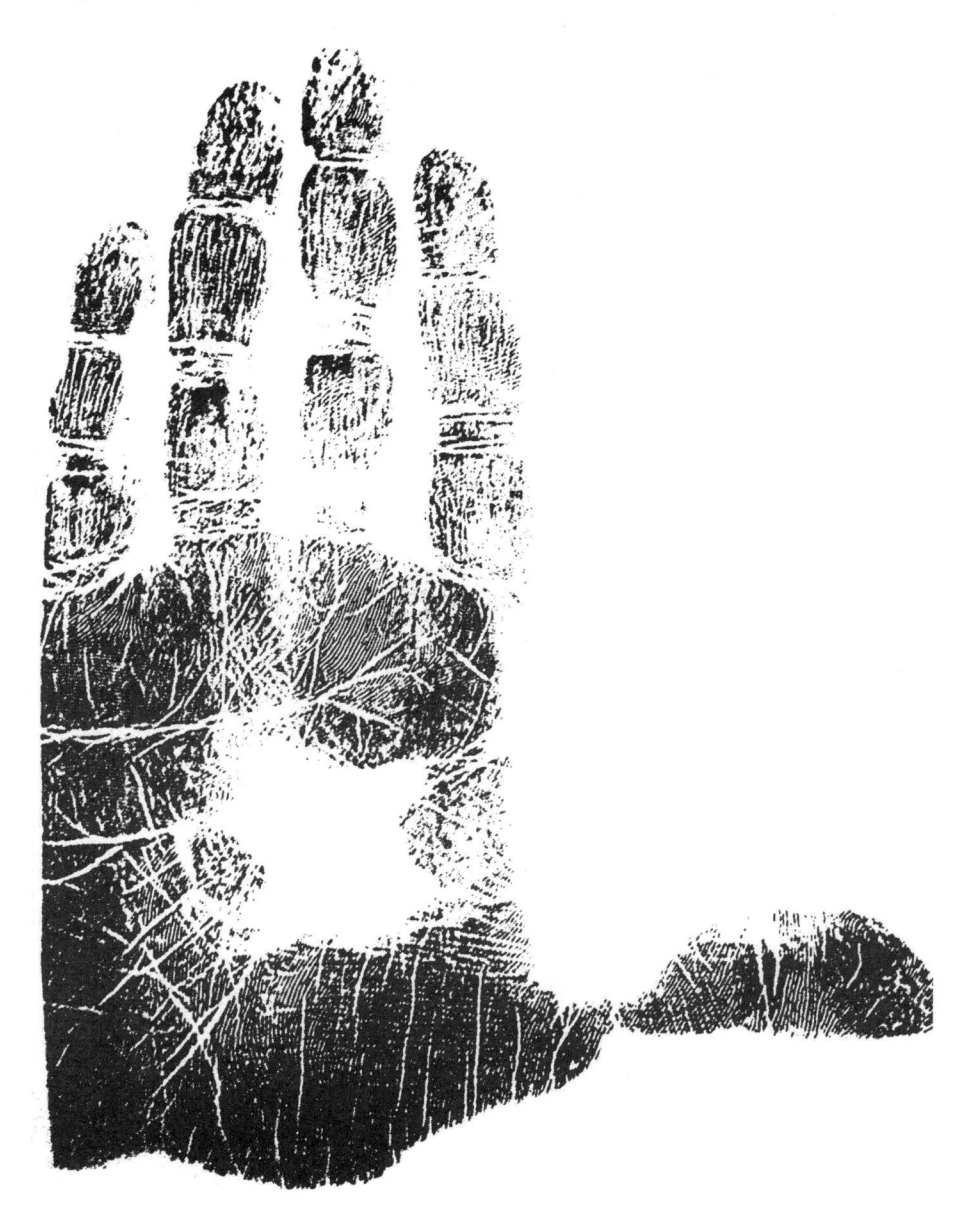

Figura 2.11.

III - Quadro sinóptico do comportamento social atribuído ao comprimento e ao formato de cada dedo

Tabela 2.2 Dedo X Tamanho

TAMANHO / DEDO	CURTO	LONGO	NORMAL
INDICADOR	inibição social, complexo de inferioridade.	orgulho, ambição, líder, autoritário.	sociável
MÉDIO	injusto, dificuldade em diferenciar o certo do errado.	temperamento contemplativo, amor pela introspecção.	sensível e prudente, justo.
ANULAR	amor material, ambicioso.	mente criativa, autoconfiante, autoexpressão.	personalidade equilibrada
MÍNIMO	complexado, dificuldade de se fazer entender.	sinal de inteligência, facilidade de expressão.	relacionamente social equilibrado, comunicativo.
POLEGAR	sinal de submissão, muito emocionável, covarde.	dominador, autoconfiante, grande força de vontade, tenaz.	facilidade de se adaptar, responsável.

Exercício nº 4

Faça uma análise detalhada dos seus dedos polegares.
Consulte as duas tabelas (Tabela 2.1 e 2.2) para análise.

IV - Espaçamento entre os dedos

Quando abrimos os dedos, o espaçamento entre eles deve ser equidistante. As pessoas que não conseguem abrir bem todos os dedos, como na Figura 2.12, geralmente têm carência de independência. São pessoas contraídas e receosas.

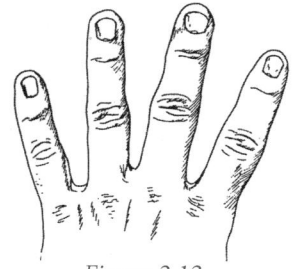

Figura 2.12.

Quando o dedo Médio (Saturno) se inclina ou "cola" no dedo anular (Apolo), que
representa a criatividade, a pessoa aprecia
a solidão e gosta de estar só (Figura 2.13).

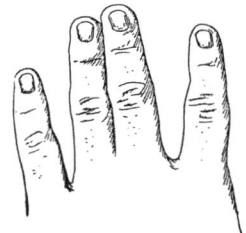

Figura 2.13.

Quando o dedo médio (Saturno), o dedo da
introspecção, do certo e do errado, se inclinar ou "colar" no dedo indicador (Júpiter),
que representa a liderança e a ambição, seu
portador gosta de viver socialmente, não
gosta da solidão. (Figura 2.14).

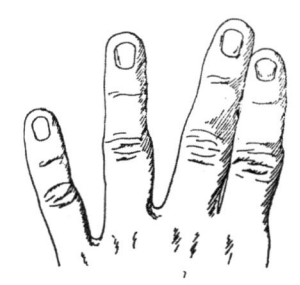

Figura 2.14.

Quando o dedo indicador (Júpiter) se afas-
ta dos demais é sinal que seu portador é
dotado de espírito de independência e liderança, porém pode ter o defeito de pensar
muito em si mesmo, de sacrificar o ideal
alheio em benéfico próprio (Figura 2.15).

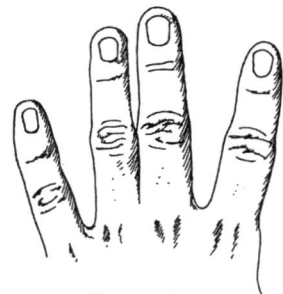

Figura 2.15.

Quando o dedo mínimo (Mercúrio), que
representa a comunicação e a diplomacia,
manter-se afastado dos demais, com os dedos
demais abertos ou mesmo fechados, é sinal de
desejo de viver com independência e liberdade. Essas pessoas são donas de si e apreciam
viver e pensar livremente (Figura 2.16).

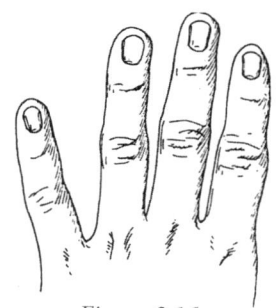

Figura 2.16.

V - O significado das falanges

Os quirólogos consideram os nossos dedos instrumentos para receberem e canalizarem os "fluidos" energéticos. Eles funcionam como antenas entre nós e o mundo.

Diz-se que as falanges são como comportas que controlam a passagem energética captada do cosmo pelas pontas dos dedos. Os dedos pontudos facilitam a captação dessa energia.

A primeira falange, a falange das unhas, a falangeta, traduz o mundo mental e espiritual, representa a nossa imaginação.

A segunda falange, a do meio, a falanginha, representa o mundo prático-mental. E o polo que recebe as ideias e inspirações, analisa para materializá-las.

A terceira falange representa o mundo material, o mundo físico. Aqui se mede até que ponto o mundo material nos influencia.

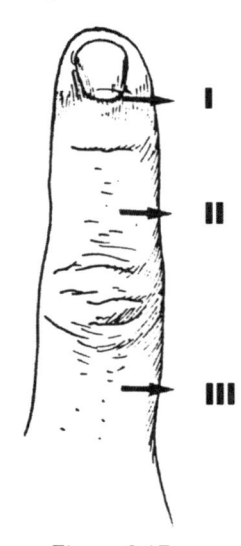

Figura 2.17.

I. A falange das unhas representa a nossa imaginação, o mundo mental e espiritual. Quando está falange é desenvolvida, tudo está na mente. Seu portador é muito intuitivo e teórico.

II. A falange do meio representa o mundo prático. Funciona como laboratório de análises. É a falange intermediária entre o espírito e a matéria. Esta falange desenvolvida representa o trabalhador prático, o planejador.

III. A falange da palma representa o mundo material, o mundo físico. Quando está falange mede mais que 40% do tamanho do dedo, seu portador luta ferozmente para obter ganhos, lucros; é o comerciante, o materialista (Figura 2.17).

Diz-se que os sábios têm a primeira falange longa; ...os mecânicos, industriais têm a segunda; ... e os materialistas, a terceira....

Quanto maior o tamanho de uma falange, maior a ênfase do seu significado.

Para saber se uma falange é longa ou não, siga o seguinte critério:

a. A primeira falange do polegar, a falange da unha, deve ser maior que todas as outras falanges, e o seu comprimento deve corresponder cerca de 45% do comprimento do polegar. Assim, se medir 6 cm, a sua primeira falange deve medir um pouco menos que 3 cm (Figura 1.7).

b. A primeira falange dos demais dedos é considerada longa quando o seu comprimento ultrapassar 25% do tamanho do dedo. Assim, se o dedo medir 8 cm, a primeira falange deve medir, aproximadamente, 2 cm.

c. A segunda falange, a falanginha, com exceção do polegar, é considerada longa quando seu tamanho ultrapassar 35% do comprimento do dedo. Assim, por exemplo, se o dedo medir 8 cm, a primeira falange deve medir cerca de 2 cm e a segunda falange, aproximadamente, 2,8 cm.

d. A terceira falange é considerada longa se o seu comprimento ultrapassar 40%. Um dedo medindo, aproximadamente, 8 cm, terá as seguintes medidas: 1ª falange: 2 cm; 2ª falange: 2,8 cm; 3ª falange: 3,2 cm (Figura 2.18).

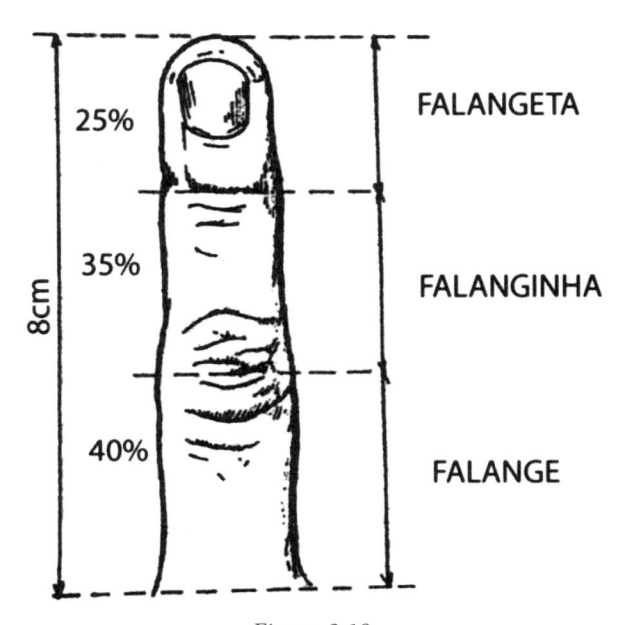

Figura 2.18.

Tabela 3.3 - Falange X Dedo.

FALANGE / DEDO	FALANGE DAS UNHAS (Mental) (quando acima de 25%)	FALANGE DO MEIO (Prático) (quando acima de 35%)	FALANGE DA PALMA (Material) (quando acima de 40%)
INDICADOR (Júpiter)	tudo está na mente, não materialista, emotivo e sensível.	trabalhador prático, o ambicioso, servidor.	tudo pelo dinheiro, comerciante, orgulhoso.
MÉDIO (saturno)	O completo isolacionista, o antissocial, introvertido.	trabalhador solitário, prático com dinheiro, crítico prático, agricultor.	avarento, não confia em ninguém
ANULAR (Apolo)	vidente, médium, mente criativa grande planejador.	decorador, desenhista, apreciador da arte e da beleza.	gosto pelo luxo pessoal, pela aparência, o materialista, vaidoso.
MÍNIMO (Mercúrio)	mente abstrata, científica, intuitivo, eloquente.	trabalhador prático, bom comerciante.	irriquieto, errático, tapeador, materialista.
POLEGAR (Vênus ou Deus)	vontade poderosa, grande autoconfiança, independente, dominador, teimoso.	grande lógica e razão, aquele que enxerga longe, planejador ótimo conselheiro.	(esta falange está oculta) grande amor sensual e material.

Exercício nº 5

Com o auxílio de uma régua determine o tamanho de cada falange dos cinco dedos de sua mão esquerda (veja exemplo na Figura 2.19). Consulte o quadro esquemático da tabela 3.3 e descreva o comportamento atribuído quando uma das medidas não obedecer o tamanho normal.

Siga este modelo quando precisar medir o comprimento das falanges: (Figura 2.19 e tabela 3.3).

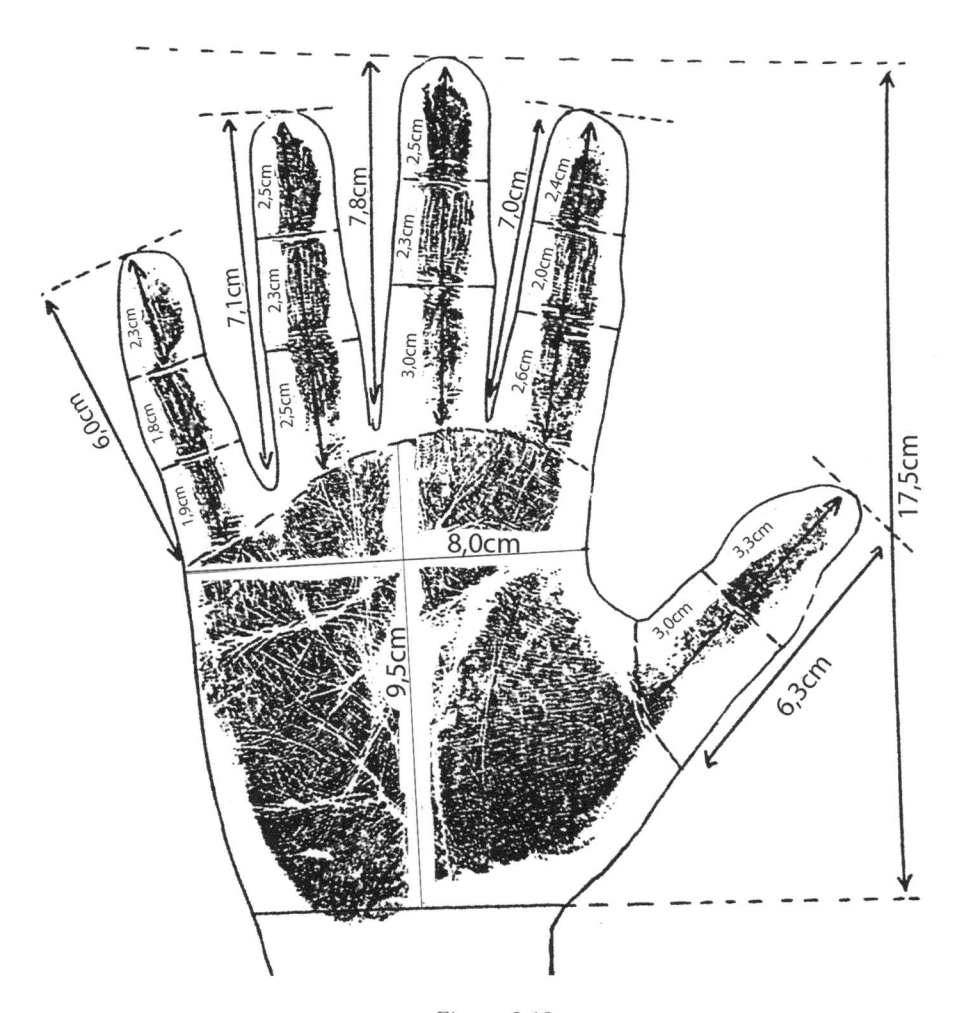

Figura 2.19

Capítulo 3

Os Montes e as Marcas
(fig. 3.01)

Os Montes ou Campos são áreas carnosas em torno do centro da palma.

Os nomes dos montes são atribuídos aos sete "Planetas" da astrologia tradicional - inclusive o Sol e a Lua, que não são planetas.

Os montes funcionam como "reservatórios" de energia. Quando se elevam visivelmente acima da palma, são chamados "altos" ou "fortes", significando que a pessoa tem excesso de energia naquele monte.

Quando um monte é forte e se sobressai entre os demais, estes perdem as suas qualidades em proveito exclusivo do monte mais proeminente. Assim, se o monte de júpiter, reduto da ambição, é o maior de todos, a energia dos outros montes é canalizada em favor dele.

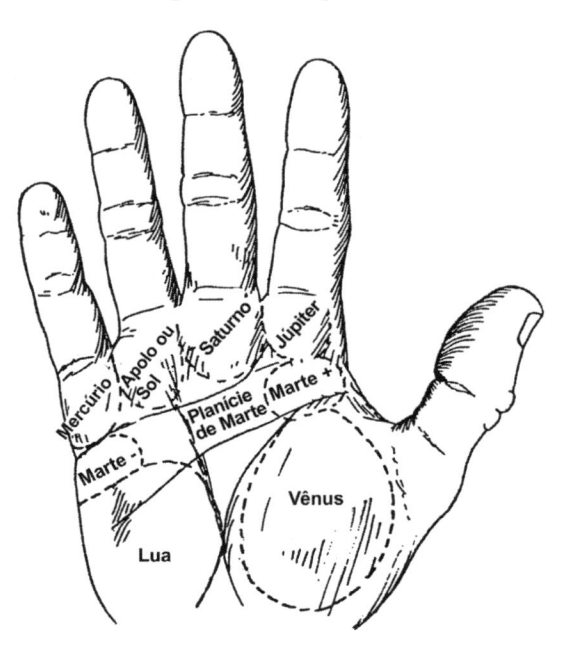

Figura 3.01.

Monte de Vênus - parte carnuda da mão, situada na base do polegar, é o reduto do sexo e do amor à vida. Fornece informações da nossa capacidade amorosa. Revela também sobre nossa saúde. Este monte quando pequeno representa frieza e ausência de afeto. Quando exageradamente desenvolvido revela paixões violentas, vaidade, materialismo e gula. São pessoas dotadas de grande vigor físico (Figura 3.02).

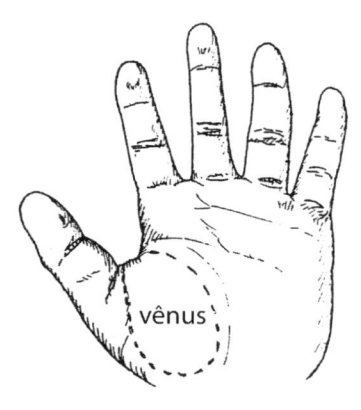

Figura 3.02.

Monte de Lua - É a sede dos impulsos que dominam as sensações, a imaginação e tudo que se refere aos nossos sonhos. Aqui é a sede da nossa criatividade, imaginação, misticismo, intuição, viagens. É a região de estranhas dimensões onde nascem as premonições e os sonhos proféticos. Quem possui este monte pequeno ou ausente é pouco criativo. Vive preso à rotina da vida, não tem ilusões nem muitos desejos. Sua vida é insípida. Quando há excesso nesse monte seu portador pode ser dono de uma inquietude mental que o leva à superstição e ao fanatismo (Figura 3.03).

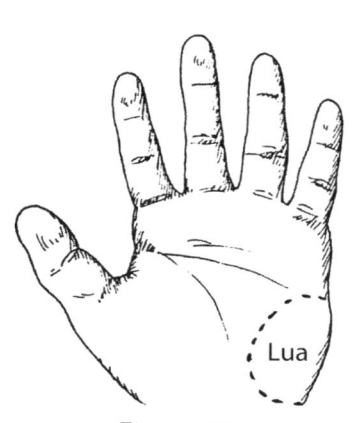

Figura 3.03.

Monte de Júpiter - Este monte está relacionado com o sucesso profissional, com a fortuna, a liderança, com aptidões executivas. As pessoas que possuem este monte desenvolvido se dão bem com trabalhos que exigem comando, tais como: forças armadas, igrejas e administração pública (Figura 3.04).

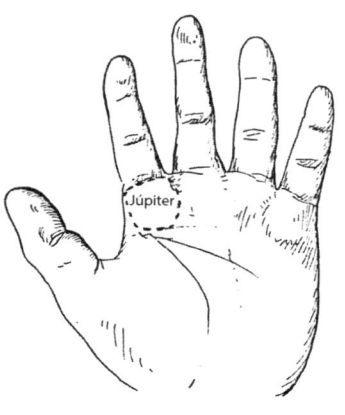

Figura 3.04.

Monte de Saturno - É a sede dos impulsos que orientam o raciocínio, o temperamento, a dedicação aos estudos e o seu relacionamento com o mundo. Não é bom que este monte seja muito desenvolvido: pode traduzir um comportamento antissocial. Quando ausente representa vida medíocre, sem grandes alegrias e possibilidades de vitórias (Figura 3.05).

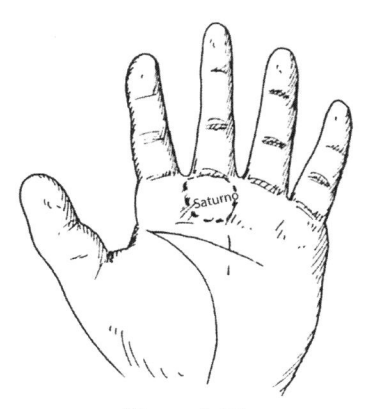

Figura 3.05.

Monte de Apolo ou Monte de Sol - É a região do emprego, da glória, da celebridade. Da alegria e das atribuições artísticas e culturais. É o monte da "sorte". A presença de uma linha vertical nessa região reforça todas as qualidades deste monte. Quando ausente a pessoa tem pouco interesse pelas artes e pela cultura, preferindo os prazeres mundanos. (Figura 3.06).

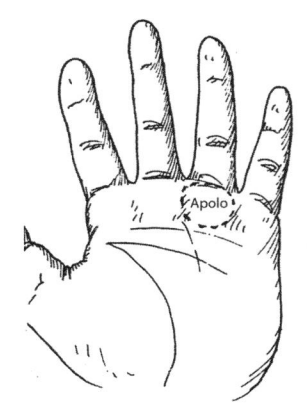

Figura 3.06.

Monte de Mercúrio - É a região do talento literário, do comércio, das atividades científicas. Quando muito desenvolvido ressalta o impulso materialista e o desejo do lucro fácil a qualquer custo, mesmo que tenha que recorrer à mentira e ao roubo (Figura 3.07).

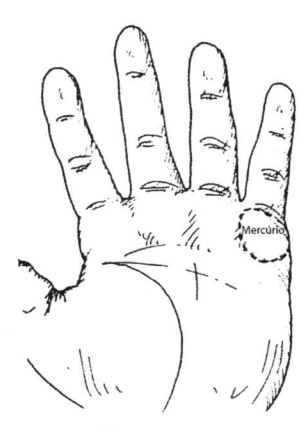

Figura 3.07.

Monte de Marte Positivo - E a região da ação, do combate, da coragem e da capacidade de resistência. Quando muito desenvolvido pode representar pessoa agressiva e inquieta. Quando ausente, falta-lhe energia para defesa, podendo chegar a submissão.

Monte de Marte Negativo - E a região da defesa, da guarda. Quando desenvolvido pode representar excesso de defesa e mesmo covardia, pois é capaz de fazer qualquer coisa para salvar a própria pele (Figura 3.08).

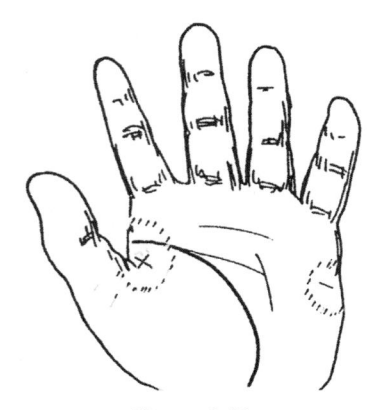

Figura 3.08.

O quadro abaixo descreve as qualidades atribuídas a cada monte, o comportamento esperado, quando o monte é muito forte, tamanho excessivo, ou quando totalmente fraco e ausente.

Planície de Marte - centro da palma momento em que vivemos problemas do cotidiano do presente que poderá influenciar mudanças no futuro (Figura 3.09).

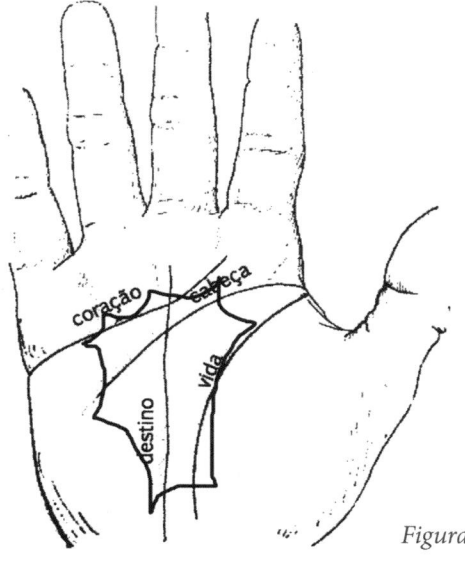

Figura 3.09.

As marcas ou sinais nos montes

Os sinais não são muito comuns nas mãos. Ter um ou mais sinal na mão nem sempre significa felicidade. É preciso examinar a mão inteira para saber se a influência, positiva ou negativa, daquele sinal está ou não reforçando as formas e as linhas das mãos.

No quadro abaixo você encontra os principais sinais que aparecem nos montes e o significado de cada um.

Tabela 3.1 – Sinal X Monte

MONTES / SINAL	VÊNUS	LUA	JÚPITER	SATURNO	APOLO	MERCÚRIO
ESTRELA	conquistador, sucesso no amor	suprema imaginação	grande líder, elevação social, fama	fatalidade, vida dramática, obstáculos	riqueza, êxito extraordinário	êxito no comércio
TRIÂNGULO	grande sedutor, arte no amor	grande imaginação, sonhos proféticos	prestígio, forte personalidade líder	perito em ocultismo, magia negra	mestre nas artes, boas virtudes	sucesso financeiro, hábil político, negociante
CRUZ	amor único	superstição grande imaginação	casamento feliz	tendência ao isolamento	mágoas, progresso interrompido	fracasso
GRADES	bloqueios sexuais, forte sensual	mente agitada, histeria	bloqueios sociais	depressão	falta de talento	desonestidade, tendência para celibato
QUADRADO	união feliz	proteção	proteção contra pobreza	proteção contra sofrimento	proteção contra ataques	simplicidade, modéstia
ILHA	bloqueia as qualidades do monte	bloqueios	bloqueios	bloqueios	desavenças	mudança de atividades
LINHA VERTICAL	reforço às qualidades do monte	intuição	reforça as qualidades do monte	reforça as qualidades do monte	reforça as qualidades do monte	reforça as qualidades do monte

Exercício nº 6

Observe sua mão esquerda e identifique o monte dominante. Descreva as qualidades desse monte. Utilize a impressão que você tirou no 1º capítulo e procure pelos sinais. Se preferir, use uma lupa para procurá-los na impressão ou diretamente nas mãos. Na luz do Sol, pela manhã, poderão os sinais ser mais visíveis. Interprete-os, caso encontre alguns.

Tabela 3.2 Montes

MONTES	QUALIDADES	EXCESSO	AUSÊNCIAS
VÊNUS	sexo e amor, temperamento caloroso, desejo de amar e ser amado, sensualidade, saúde e vigor físico, amor à vida.	paixões violentas, licensiosidades, deboche, arrogância, vaidade, gula materialismo.	frieza, egoísmo, inatividade, desinteresse sexual, falta de talento para viver.
LUA	criatividade, imaginação, misticismo, intuição, sensibilidade, romantismo, viagens.	superstição, fanatismo, gênio poético, inquietude mental.	realista, falta de imaginação, falta de ideias.
JÚPITER	aspectos sociais, aptidões executivas, lideranças, idealismo fortuna, posição social, lucidez, inteligência.	superstição, orgulho excessivo, desejo de brilhar, ambição, egoísmo, tirania, dominador.	preguiça, egoísmo, falta de fé, indignidade, vulgaridade, complexo de inferioridade.
SATURNO	atração pessoal, relacionamento humano, responsabilidade, prudência.	tristeza, gosto pela solidão, antissocial, medroso, pessimista, insubordinado, avarento.	inveja, vida medíodre e insignificante, infelicidade, vulgaridade.
APOLO	investimento, finanças, emprego material, sucesso econômico, glória, riqueza, celebridade, alegria, criativo.	gosto pelo fausto e pela ostentação do luxo, ambição, orgulho, vaidade.	vida insípida, mediocridade artística, vulgaridade.
MERCÚRIO	vida afetiva, lar, casamento e filhos, talento literário, comunicação, comércio, ciências, prático e ativo.	mentiroso, aproveitador, ladrão, manhoso, agiota, apego a vida fácil.	vida negativa, incapaz para o comércio e as ciências, comunicação pobre, confuso, inabilidade social.
MARTE	coragem , resistência, disposição para a luta, audácia, ação.	agressivo, desafiante, inquieto.	submisso, tímido, covarde, mediocridade social, cansaço da vida.

Capítulo 4

Estudo das principais linhas
(Fig. 4.01)

As linhas das mãos

Não são os movimentos mecânicos que determinam a formação das linhas das mãos, mas sim o jogo dos nervos, a excitação das emoções e as transformações interiores vividas.

As linhas podem mudar periodicamente porque elas são afetadas pelas nossas atividades e nossos comportamentos.

Tire a impressão de sua mão direita, onde estão registrados todos os fatos ocorridos no passado e aqueles que estão sendo vividos no presente. Guarde essa impressão durante um ou dois anos para poder compará-la com uma nova impressão que deverá fazer. Se durante esse tempo o seu comportamento foi alterado, como por exemplo, novos trabalhos, novos estudos, amores, regimes, etc., verá um novo mapa de linhas nascer em suas mãos.

As linhas mostram que, na verdade, somos senhores do nosso destino. Elas aparecem e desaparecem de acordo com a nossa maneira de viver e sentir a vida.

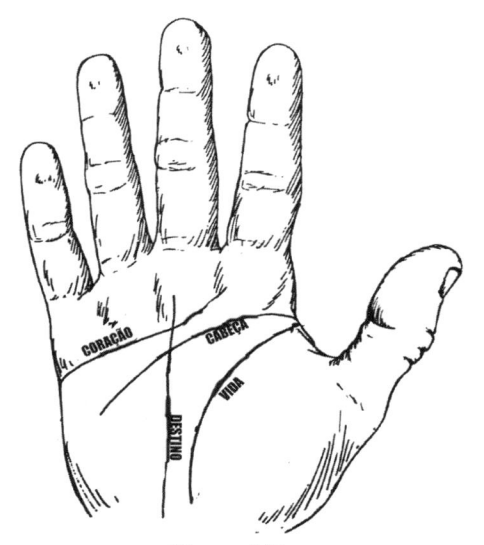

Figura 4.01.

Considero as linhas das mãos como verdadeiros rios por onde fluem energias. Quanto menos obstáculos surgirem pela frente, mais fácil será o fluxo dessa energia. Se surgem ilhas, cruzamentos, pontos, essa energia perde a sua suave caminhada e vive momentos agitados.

As linhas indicam talentos e energias que temos à nossa disposição, bem como a nossa capacidade de manifestar esses talentos em nossa vida. As linhas das mãos representam um mapa natural do nosso curso vital.

É através do aspecto, da localização e do comprimento das linhas que podemos interpretar seus significados. A presença de sinais ou marcas dentro dessas linhas também representam fatos e significados.

Os aspectos das principais linhas e seus significados

- **Linha forte e bem traçada** - tudo que se relaciona com essa linha exerce grande influência na vida da pessoa.
- **Linha partida** - sinal de perda de forças em tudo que se relaciona com a linha.
- **Linha encadeada** - há dispersão de energia, mal uso das forças relacionadas com essa linha.
- **Linha com ilha** - a presença da ilha numa linha representa diminuição na força da linha.
- **Linha está toda ramificada** - há problemas emocionais e dispersão de energia.
- **Linha profunda e bem marcada** - há uma excessiva energia nessa linha, tudo gira em torno do significado dela.

A linha da vida

A linha da vida é considerada a principal linha da mão. Começa entre o polegar e o indicador e descreve um arco em direção ao pulso, contornando o monte de Vênus.

A linha da vida é o indicador do vigor da nossa constituição física e do nível de força vital.

Essa linha registra períodos de doença através de pontos, cadeias, ilhas, quebras, bem como outros acontecimentos que afetaram ou poderão afetar o nosso modo de vida. Também indica o nosso provável tempo de vida, desde que comprovados com outras linhas e sinais da mão.

As mãos que apresentam linhas longas, sem cortes ou acidentes pertencem a pessoas que provavelmente irão viver longos anos com boa saúde.

Se você possui a linha da vida quebrada ou acidentada, não fique preocupado. Você poderá mudar o aspecto dessa linha alterando um pouco o seu modo de vida.

Aconselho-o menos fumo, menos álcool, menos sal, açúcar, condimentos e bons exercícios ao ar livre.

Conhecendo o nosso futuro através das mãos, podemos cuidar melhor da nossa saúde antes do sintoma aparecer.

Alguns aspectos da linha da vida e seus significados:

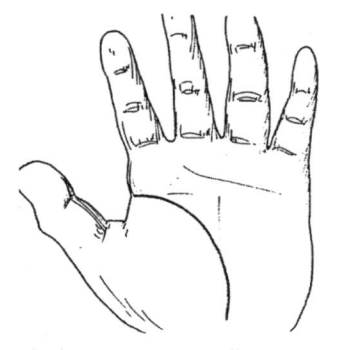

A linha da vida longa e bem marcada representa boa saúde, ótima resistência física e grande energia vital (Figura 4.02).

Figura 4.02.

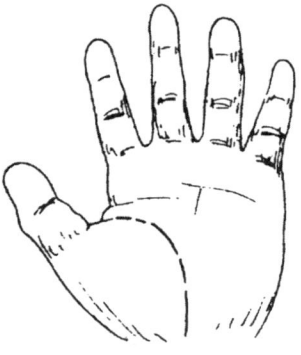

Linha da vida quebrada em vários lugares representa saúde muito variável, sujeita a altos e baixos (Figura 4.03).

Figura 4.03.

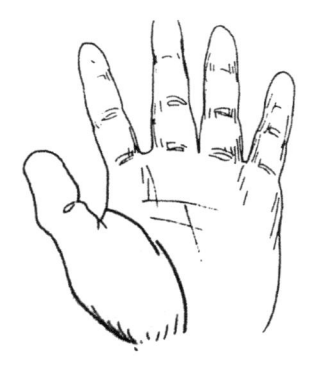

Linha da vida quebrada ou com lacunas: interrupção da saúde física ou psicológica na idade indicada (Figura 4.04).

Figura 4.04.

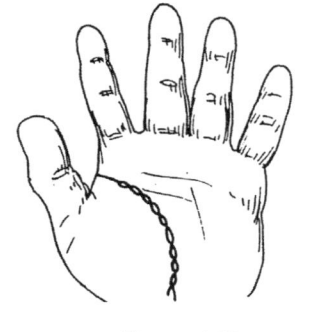
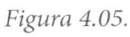

Linha da vida encadeada: saúde frágil; pode indicar natureza nervosa (Figura 4.05).

Figura 4.05.

A linha descreve um grande arco: grande afetividade e calor humano; amor à vida (Figura 4.06).

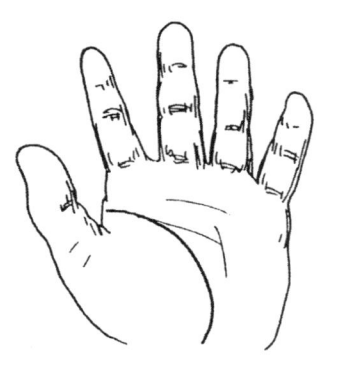

Figura 4.06.

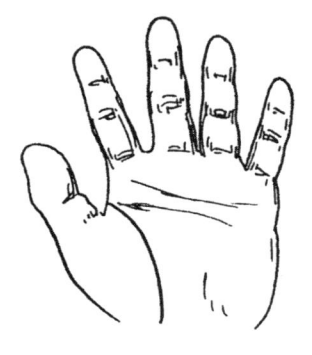

A linha descreve um pequeno arco: frieza aos prazeres da vida (Figura 4.07).

Figura 4.07.

Linhas cruzando a linha da vida:
representam acontecimentos ou desgostos
que irão marcar profundamente a
pessoa (Figura 4.08).

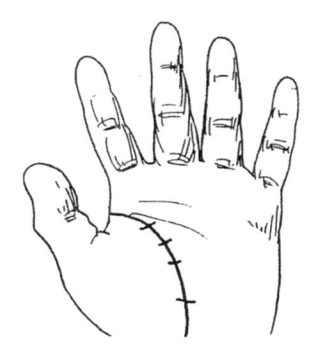

Figura 4.08.

Linhas ascendentes nascendo da linha da vida: representam acontecimentos felizes na idade indicada (Figura 4.09).

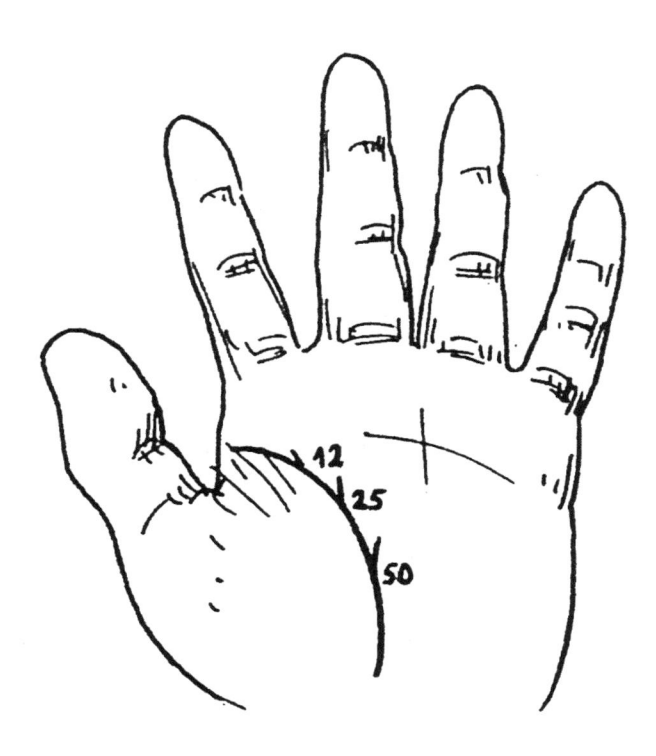

Figura 4.09.

Na linha da vida, o nosso relógio biológico. (Figura 4.10).

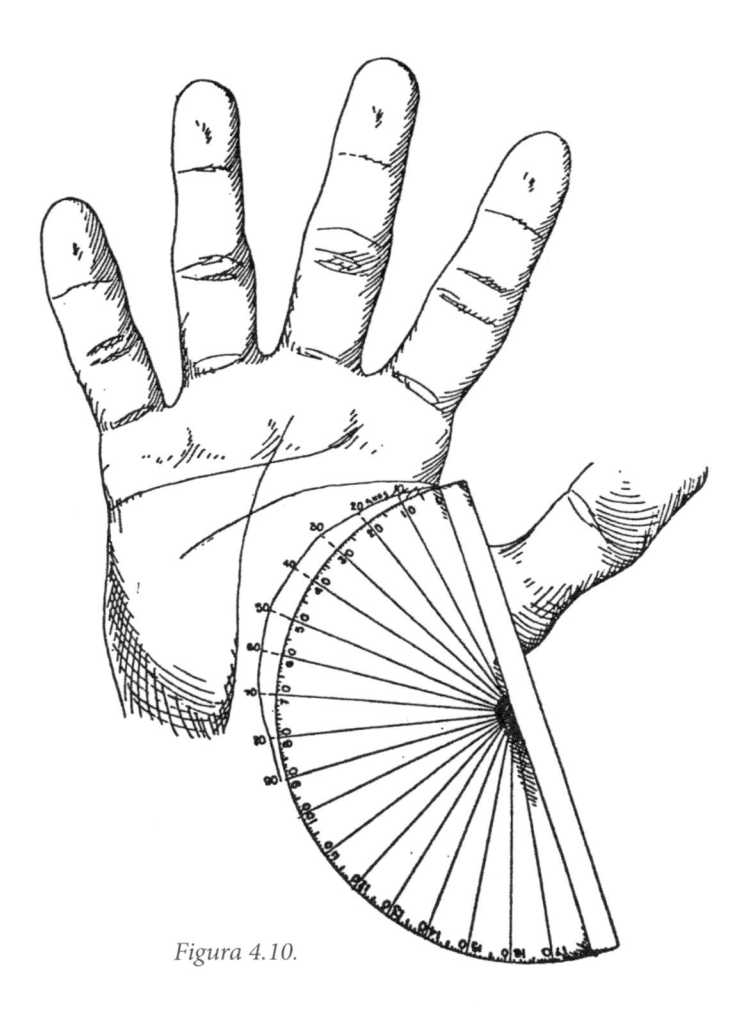

Figura 4.10.

Exercício nº 7

Examine a impressão de sua mão esquerda e descreva tudo que observar na linha da vida. Tente interpretar as mensagens dessa linha. Use um transferidor para determinar a idade dos acontecimentos nela registrados. Não se preocupe se não conseguir interpretar corretamente todos os acidentes dessa linha. Lembre-se que este livro tem um caráter básico. Não é uma especialização. Com o tempo e com estudo de outros livros, você poderá interpretar melhor o que observar.

Capítulo 5

Linha da cabeça, linha do coração e linha do destino

(Figura 5.01)

A linha da cabeça

A linha da cabeça revela a nossa capacidade mental, a disposição psicológica, o nível de nossa inteligência e registra os períodos de dificuldade mental.

Uma boa linha da cabeça é sinal de um equilíbrio intelectual harmonioso. Revela percepção, imaginação, memória e razão (Figura 5.02a).

Essa linha deve ser clara, bem marcada, livre de ilhas, pontos ou lacunas. Deve ser longa, descer suavemente para o monte da lua e terminar numa pequena bifurcação denotando equilíbrio entre o real e o imaginário. Geralmente, o tamanho dessa linha é proporcional à capacidade cerebral do indivíduo.

A pessoa que possui essa linha curta (chegando até o dedo médio) pode perfeitamente ser tão inteligente como a que tem uma linha comprida (ultrapassando o dedo anular). Porém, a pessoa de linha curta pode agir sem reflexão, pode não aprofundar suas

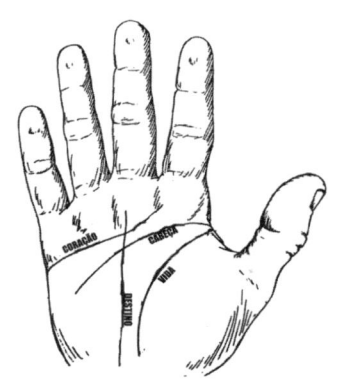

Figura 5.01.

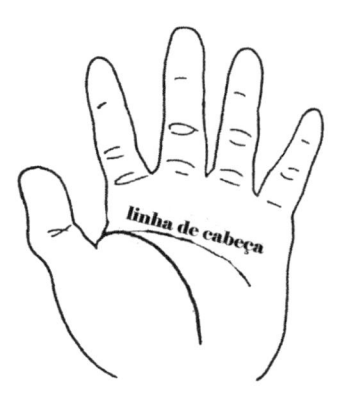

Figura 5.02a.

ideias e não fazer bom uso de sua inteligência. Encara tudo de modo superficial, sem prever as consequências de seus atos. Um polegar grande e forte pode compensar uma linha da cabeça curta.

Aspectos da linha da cabeça e seus significados segundo Cheiro's, o maior quirólogo que o mundo já conheceu

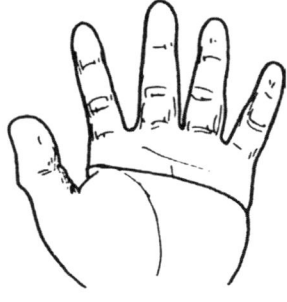

Figura 5.02b.

Linha da cabeça atravessando reta toda a mão. Quando essa linha surge reta, de lado a lado da palma, denota capacidade mental fora do comum, de ordem prática, mas a pessoa pode chegar aos extremos em tudo que tentar fazer. É prática, realista e muito analítica (Figura 5.02b).

Linha da cabeça reta nítida e uniforme sem atravessar a palma - É um ótimo comerciante, possuidor de grande senso prático e boa capacidade para negócios (Fig. 5.03).

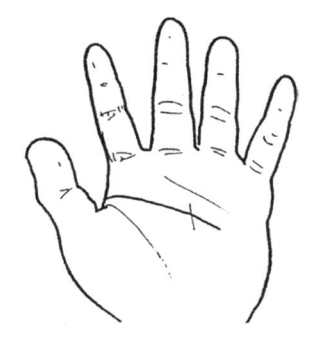

Figura 5.03.

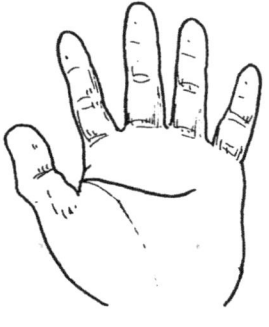

Linha da cabeça reta, com extremidade curvada para cima - Êxito na vida comercial, pessoa muito rigorosa em questão financeira (Figura 5.04).

Figura 5.04.

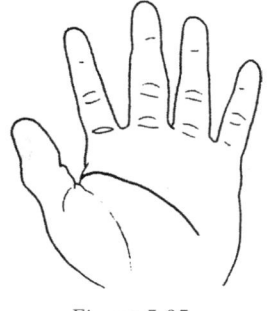

Linha da cabeça longa e descendo para o monte da lua - Denota imaginação, inventividade, romance, idealidade e virtudes artísticas, talento para escritor (Figura 5.05).

Figura 5.05.

Linha da cabeça descendo bem inclinada para o monte da Lua - Imaginação fértil, mente muito fantasiosa e irreal. Quando sua extremidade tiver para cima, a pessoa poderá possuir extrema sensibilidade, melancolia e certa tendência ao suicídio (Figura 5.06).

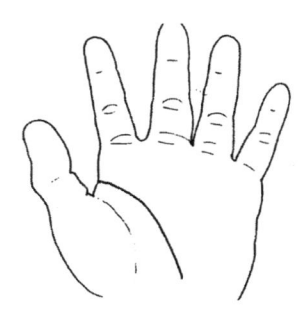

Figura 5.06.

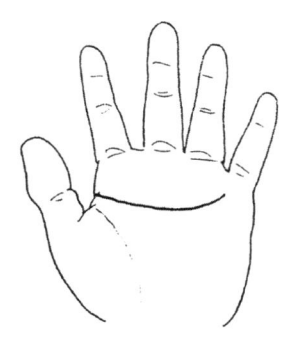

Linha da cabeça voltada para cima em direção ao monte de Mercúrio – Denota natureza violenta. Poderão chegar a ser grandes líderes desprovidos de sentimentos (Figura 5.07).

Figura 5.07.

Linha da cabeça nascendo separada da linha da vida – Indica autoconfiança, impulsividade, liberdade de pensamento, franqueza. Pode chegar à imprudência quando o espaço é muito grande (Figura 5.08).

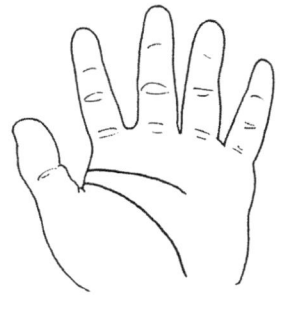

Figura 5.08.

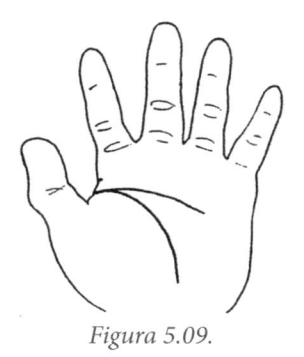

Figura 5.09.

Linha da cabeça nascendo junta à linha da vida – Indica prudência na maneira de agir. Quando muito unida à linha da vida é sinal de falta de confiança em si mesmo, muita precaução e sensibilidade (Figura 5.09).

Linha da cabeça pouco marcada - A pessoa que apresenta a linha da cabeça fraca pouco marcada, pode ter fases de dificuldade de concentração, ser distraída (Figura 5.10).

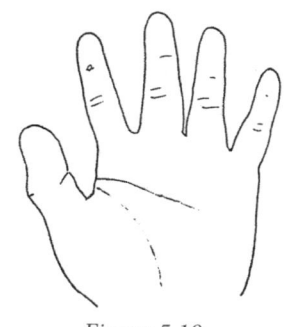

Figura 5.10.

Figura 5.11.

Linha da cabeça toda partida ou fragmentada – Sinal de muito nervosismo, memória fraca, pessoa distraída (Figura 5.11).

Linha da cabeça com ilha - A presença de uma ou mais ilhas na linha da cabeça pode ser sinal de dificuldade de concentração, preocupação e, às vezes, distúrbios psíquicos (Figura 5.12).

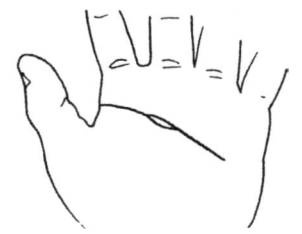

Figura 5.12.

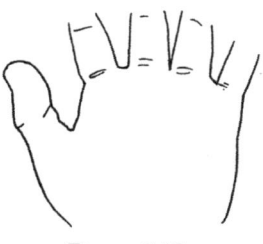

Figura 5.13.

Linha da cabeça ausente – Muito raramente esta linha está ausente. Nesse caso a pessoa é indecisa, tem enorme medo de errar e tem dificuldade de diferenciar a razão da emoção. Pode, também, se emocionar por razões simples (Figura 5.13).

Impressão de mão mostrando uma linha de cabeça forte e reta terminada em forquilha - Sinal de vigorosa capacidade mental, com ideias práticas e imaginativas em equilíbrio. (Figura 5.14).

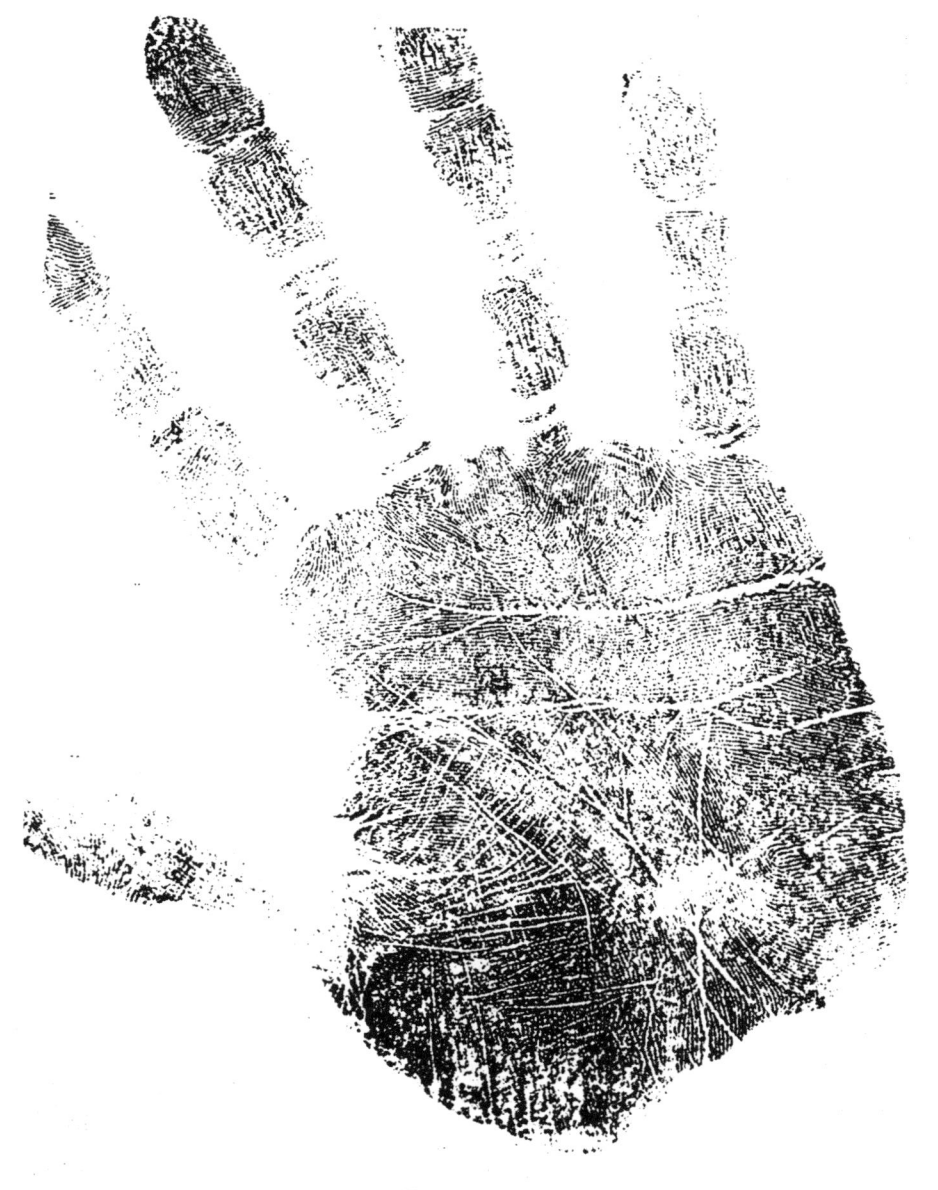

Figura 5.14.

Impressão de mão mostrando uma dupla e complexa linha da cabeça. (Figura 5.15).

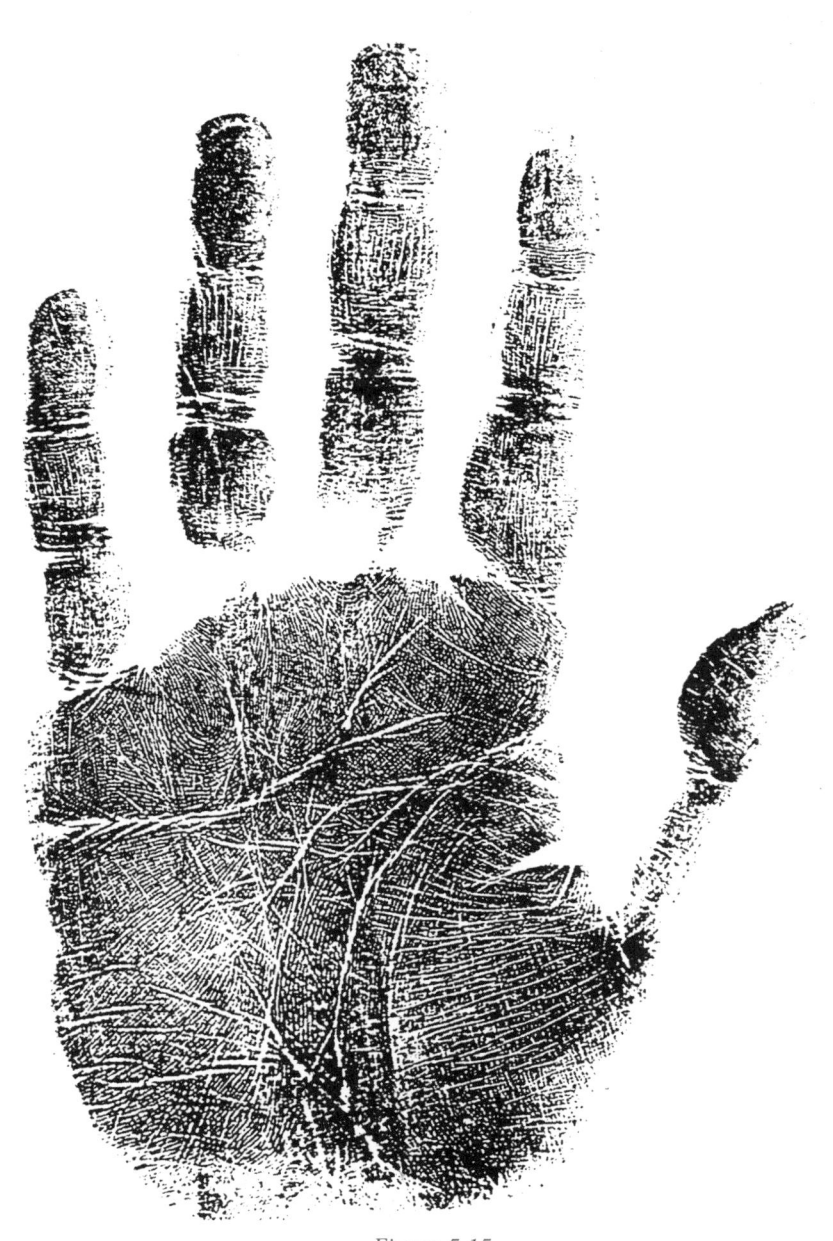

Figura 5.15.

Exercício nº 8

Examine a impressão de sua mão esquerda e descreva tudo o que observar na linha da cabeça. Tente interpretar as mensagens dessa linha. Tente associar esta análise com a que você fez do seu polegar. Sabe-se que a linha da cabeça longa e clara, com um polegar grande e vigoroso, é uma associação feliz. Seu portador é arrojado e um grande lutador.

A linha do coração

A linha do coração revela a qualidade de nossas emoções, o nosso grau de sensibilidade e a nossa capacidade para o amor e a afeição. É também um indicador da forma e do tipo da nossa expressividade sexual.

A linha do coração, para ser considerada excelente, não deve ter ilhas, lacunas ou outros acidentes. Deve nascer um pouco abaixo do dedo mínimo, na extremidade da mão, acima da linha da cabeça, atravessar a palma e arquear-se ligeiramente para cima, para terminar entre o dedo médio e o indicador, com uma dupla ou uma tripla ramificação, conforme ilustra a Figura 5.16. Este tipo de linha revela um equilíbrio entre o sentimento, o bom senso e a paixão física (Figura 5.16).

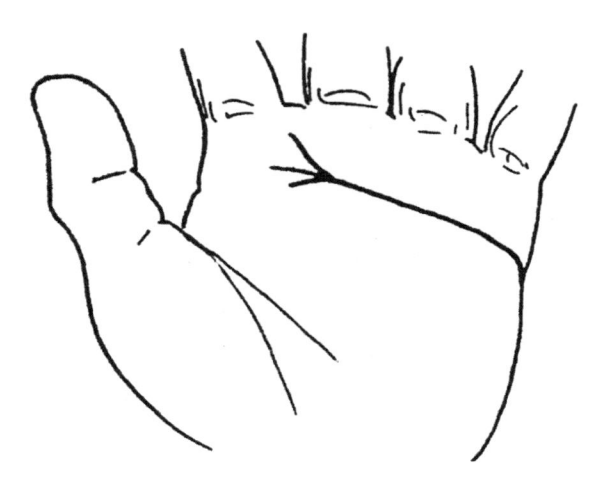

Figura 5.16.

Aspectos da linha do coração e seus significados

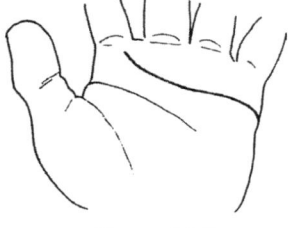

Figura 5.17.

Quando se apresenta mais forte e mais pronunciadamente marcada que a linha da cabeça - É sinal que o desejo ao amor e ao afeto estão acima de todos os demais interesses (Figura 5.17).

Quando a linha do coração é menos pronunciada que a linha da cabeça - Nesse caso a natureza amorosa é dominada pelo raciocínio. Tais pessoas chegam a colocar de lado o amor e levam uma vida solitária, isolada e dificilmente se apaixonam (Figura 5.18).

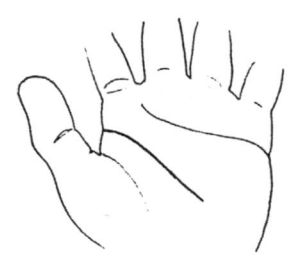

Figura 5.18.

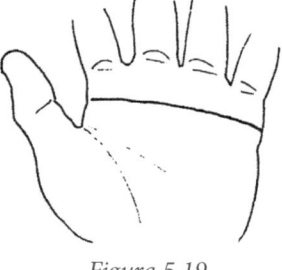

Figura 5.19.

A linha do coração é longa, reta e sem ramos - É sinal de secura do coração, frieza e mais crueldade (Figura 5.19).

A linha do coração é reta - As pessoas que têm este tipo de linha adoram fantasias, imagens, romances e estímulos emocionais. É um tipo comum nas mãos das mulheres (Figura 5.20).

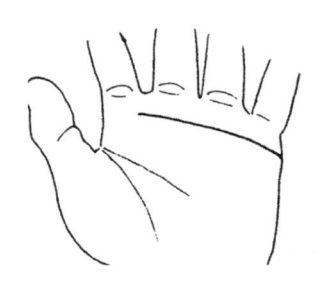

Figura 5.20.

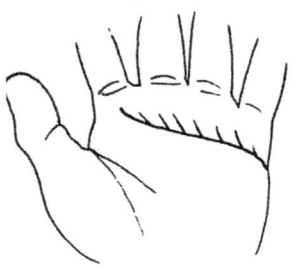

Figura 5.21.

A linha do coração é cheia de pequenos ramos – A presença de pequenos ramos nessa linha, seja longa ou curta, denota vida emotiva intensa, natureza receptiva. O ideal é presença de apenas alguns ramos voltados para cima (Figura 5.21).

A linha do coração é curta, chegando até o início do dedo médio. É um sinal de grande instinto sexual, pessoa pouco sensível. Se a linha da cabeça for maior a pessoa é governada pelo intelecto (Figura 5.22).

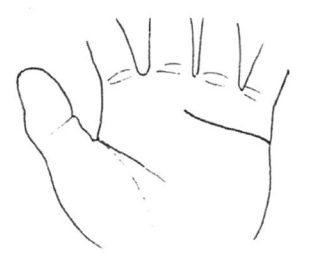

Figura 5.22.

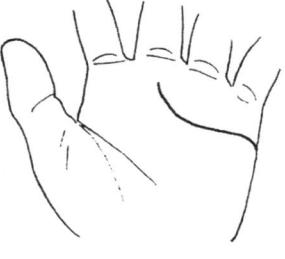

Figura 5.23.

A linha do coração é bem arqueada para o dedo médio – Sinal de forte sexualidade principalmente se possuir um monte de Vênus forte (Figura 5.23).

Linha do coração longa e arqueada até o dedo indicador – Nesse caso a pessoa é governada mais pelo coração do que pela cabeça, é idealista, romântica e sensível. A pessoa portadora de tal linha ditará e estabelecerá a lei no que se refere aos assuntos afetivos (Figura 5.24).

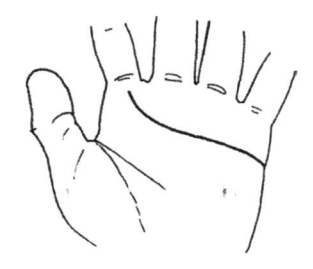

Figura 5.24.

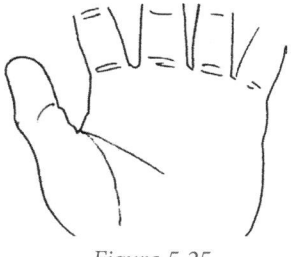

Figura 5.25.

Linha do coração ausente – É autossuficiente, tudo está na cabeça, pode ter ausência de equilíbrio emocional, tem dificuldade de manifestar seus sentimentos (Figura 5.25).

Linha do coração desce para a linha da cabeça – Denota poderosos sentimentos. É capaz de amar mais a humanidade do que as pessoas. Ama a tudo e a todos (Figura 5.26).

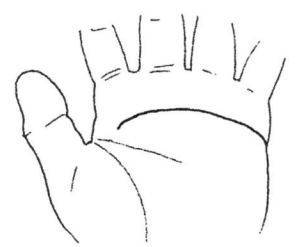

Figura 5.26.

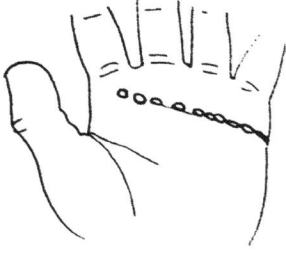

Figura 5.27.

Linha do coração toda encadeada, fragmentada ou confusa – E sinal de alto grau de sensibilidade emocional, impressiona-se facilmente com os outros, sensualidade desenvolvida (Figura 5.27).

Linha do coração ondulada – É sinal de indecisão nos sentimentos, incapacidade para se dedicar ou amar alguém (Figura 5.28).

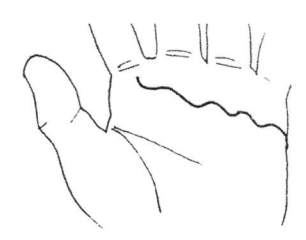

Figura 5.28.

Pelo comprimento da linha do coração pode-se julgar a força ou fraqueza da afeição. Quando essa linha não ultrapassa o dedo médio, a pessoa ama mais sensualmente do que com o coração.

Quando mais a linha se arqueia em direção ao indicador, tanto mais se amará com o coração. Porém, o excesso de afeto pode levar à tirania afetiva, ao ciúme exagerado. E o ciúme, como se sabe, só traz dor e sofrimento para quem ama e para quem é amado.

Quando a linha do coração corre bem próxima à linha da cabeça é sinal de hipocrisia nas afeições e sentimentos muito intelectualizados.

Quando corre alta, quase junto à raiz dos dedos, a pessoa é muito sensível, de difícil relacionamento.

Impressão de mão sem a linha do coração *(Fig. 5.29)*

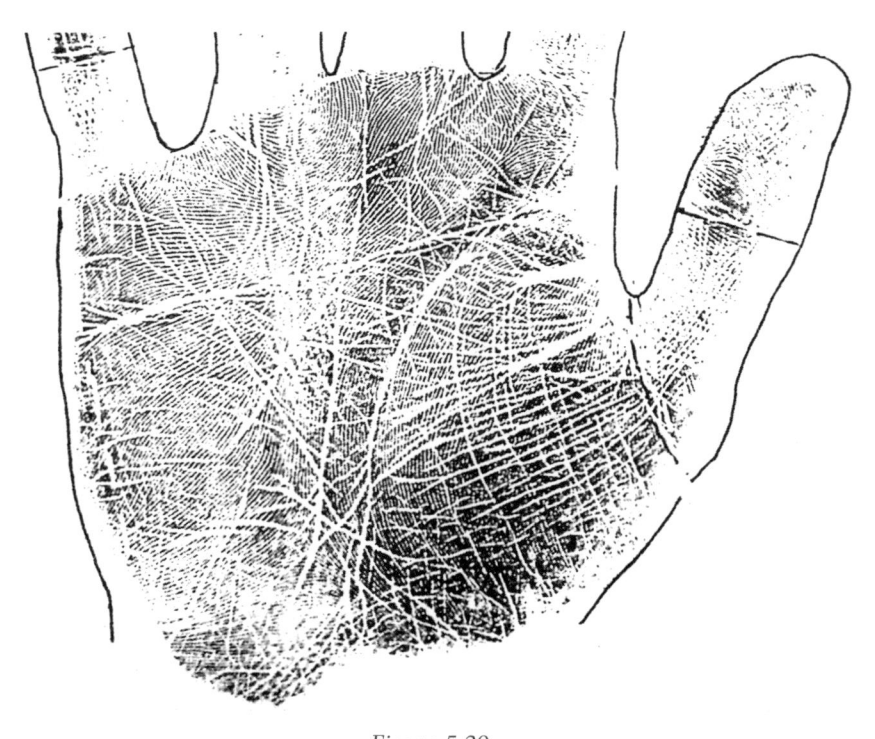

Figura 5.29.

A linha do destino

A linha do destino nasce um pouco acima do pulso e atravessa a mão em direção ao monte de saturno.

A linha do destino, também chamada linha da sorte ou linha saturnina, é a linha das realizações. Mostra-nos a extensão em que cumprimos os nossos objetivos de vida. Indica o nosso nível de êxito pessoal, bem como o registro dos obstáculos que nos desafiaram ao longo da vida.

Preferencialmente essa linha deve ser nítida, profunda e livre de ilhas, ramos descendentes e pontos.

Quanto mais alta começar na mão. Mais tarde na vida a pessoa se realizará profissionalmente.

Se uma pessoa é infeliz com sua profissão terá, provavelmente, uma linha do destino fraca e fragmentada, enquanto que outra pessoa, mesmo exercendo um trabalho modesto, porém satisfeita, terá essa linha forte e bem marcada. Essa linha, portanto, quando nítida e forte, não significa sucesso material, mas sim, realização pessoal.

Se essa linha aparece voltada para a base do dedo indicador, ou envia um ou mais ramos para esse dedo, promete que a pessoa terá posição de mando e autoridade sobre outras.

Quando é curvada para o dedo anular, ou lhe envia um ramo, é sinal de fama, glória, principalmente quando se tratar de advogados, oradores, políticos ou atores.

A linha do destino pode nascer partindo da linha da vida, do pulso, do meio da palma ou do monte de lua.

Começando na linha da vida, significa que o sucesso pessoal ou profissional será conquistado por mérito pessoal. Se o seu início ocorrer unida à linha da vida significa que o inicio será sacrificado aos anseios dos pais ou responsáveis.

Quando a linha sobe reta pela mão a partir do pulso é sinal de extrema boa sorte. A pessoa é dotada de forte personalidade.

Quando nasce no monte de lua a pessoa é, por natureza, muito independente e dotada de espírito de aventura e gosto pelas viagens.

Se a linha do destino ou qualquer um de seus ramos chega a qualquer um dos montes, em vez do dedo médio, significa grande êxito naquela direção particular.

Quando essa linha para na linha do coração, a fortuna é arruinada pelas afeições. Quando, porém, se junta à linha do coração e sobem juntas pelo monte de júpiter a pessoa alcançará posição elevada, e suas maiores ambições serão satisfeitas através do amor.

Nem sempre a ruptura dessa linha é mau indício: quando um ramo começa antes que o outro termine, é sinal de mudança de vida, ou melhoria de posição, caso a linha prossiga com vigor.

Aspectos da linha do destino e seus significados

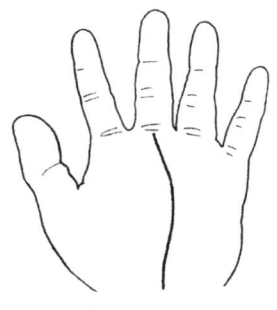

Figura 5.30.

A linha do destino nasce um pouco acima do pulso e atravessa a mão em direção ao monte de saturno – quando sobe reta e nítida, livre de ilhas, ramos descendentes e pontos, a partir do pulso, é sinal de extrema boa sorte. A pessoa é dotada de forte personalidade principalmente se possuir um vigoroso polegar e uma boa linha da cabeça. Quanto mais alta começar na mão, mais tarde na vida a pessoa se realizará profissionalmente (Figura 5.30).

Quando a linha do destino aparece voltada para a base do dedo indicador ou envia um ou mais ramos para esse dedo, promete que a pessoa terá posição de mando autoridade sobre outras pessoas (Figura 5.31).

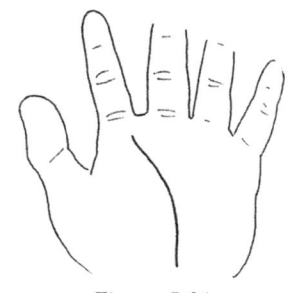

Figura 5.31.

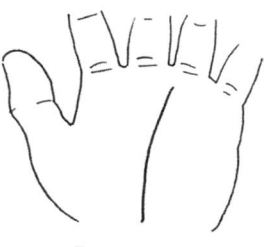

Figura 5.32.

Quando é curvada para o dedo anular, ou lhe envia ramos, é sinal de fama ou glória, principalmente quando se tratar de advogado, político ou oradores (Figura 5.32).

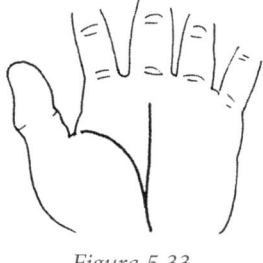

Figura 5.33.

Quando nasce na linha da vida – significa que o sucesso pessoal ou profissional será conquistado por mérito pessoal. Quando o seu início ocorre unido à linha da vida significa que os primeiros passos serão sacrificados devido aos anseios dos pais (Figura 5.33).

Quando nasce no Monte de Lua – é, por natureza, muito independente e dotada de espírito de aventura e de gosto pelas viagens. Está sempre a procura de aplausos de outras pessoas (Figura 5.34).

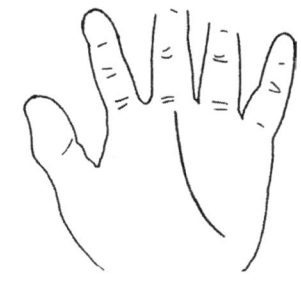

Figura 5.34.

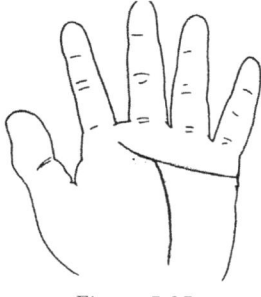

Figura 5.35.

Quando a linha do destino para na linha do coração – pode representar prejuízo financeiro em decorrência de desequilíbrio emocional ou afetivo. Quando, porém se junta à linha do coração, como na figura ao lado e sobem juntas para o monte de júpiter, a pessoa alcançará posição elevada e suas maiores ambições serão satisfeitas através do amor (Figura 5.35).

Quando um ramo começa antes que o outro termine é sinal de mudanças de vida ou melhoria de posição, caso a linha prossiga com vigor (Figura 5.36).

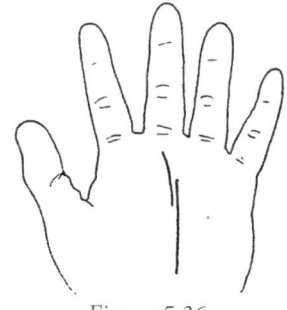

Figura 5.36.

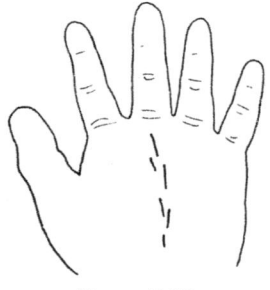

Quando a linha se apresenta toda fragmentada pode representar - uma vida com muitas peripécias, cheia de altos e baixos, com muita luta e esforço pessoal. Tudo é alcançado com muito esforço (Figura 5.37).

Figura 5.37.

Quando a mão apresenta dupla linha do destino – representa um duplo interesse, provavelmente, dois caminhos profissionais (Figura 5.38).

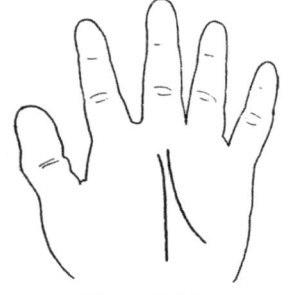

Figura 5.38.

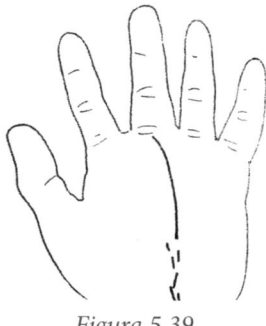

Quando o início da linha do destino é imperfeito ou confuso representa uma juventude difícil. A difícil caminhada até conseguir se estabilizar (Figura 5.39).

Figura 5.39.

Exercício nº 9

Examine a impressão de sua mão esquerda e descreva o que observar na linha do destino. Tente interpretar as mensagens dessas linhas.

Capítulo 6

As linhas secundárias

É praticamente impossível descrever e ilustrar todas as linhas que a mão humana pode apresentar.

No capítulo anterior estudamos as linhas principais: a linha da vida, a linha do coração, linha da cabeça e linha do destino. As demais linhas vamos considerá-las como linhas secundárias.

Marcel Broekman, em seu livro "the complete encyclopedia of practical palmistry" (Enciclopédia de quirologia Prática), traduzida e publicada na língua portuguesa pela Editora Pensamento, São Paulo, apresentou um excelente trabalho topográfico das linhas das mãos.

Neste curso, utilizo um critério semelhante para poder facilitar o estudo das linhas secundárias. Tal critério permitiu-me economizar várias páginas com ilustrações cansativas e repetitivas.

Não é possível registrar todas as formas, localizações e extensões dessas linhas, porém, a topografia aqui utilizada dá condições ao estudante de interpretar outras linhas não citadas neste mapa (Esquema 6.1).

Cada linha foi codificada para permitir a sua imediata localização e interpretação. O código utilizado é constituído de letras e mais um número de ordem. A letra representa a área ou linha principal onde se localiza a linha secundaria. Assim, por exemplo, as linhas codificadas como M, Ca, V, representam, respectivamente, linhas que nascem na área de mercúrio, linha de cabeça e na área de Vênus. Os códigos utilizados são os seguintes:

Esquema 6.1 das linhas da mão

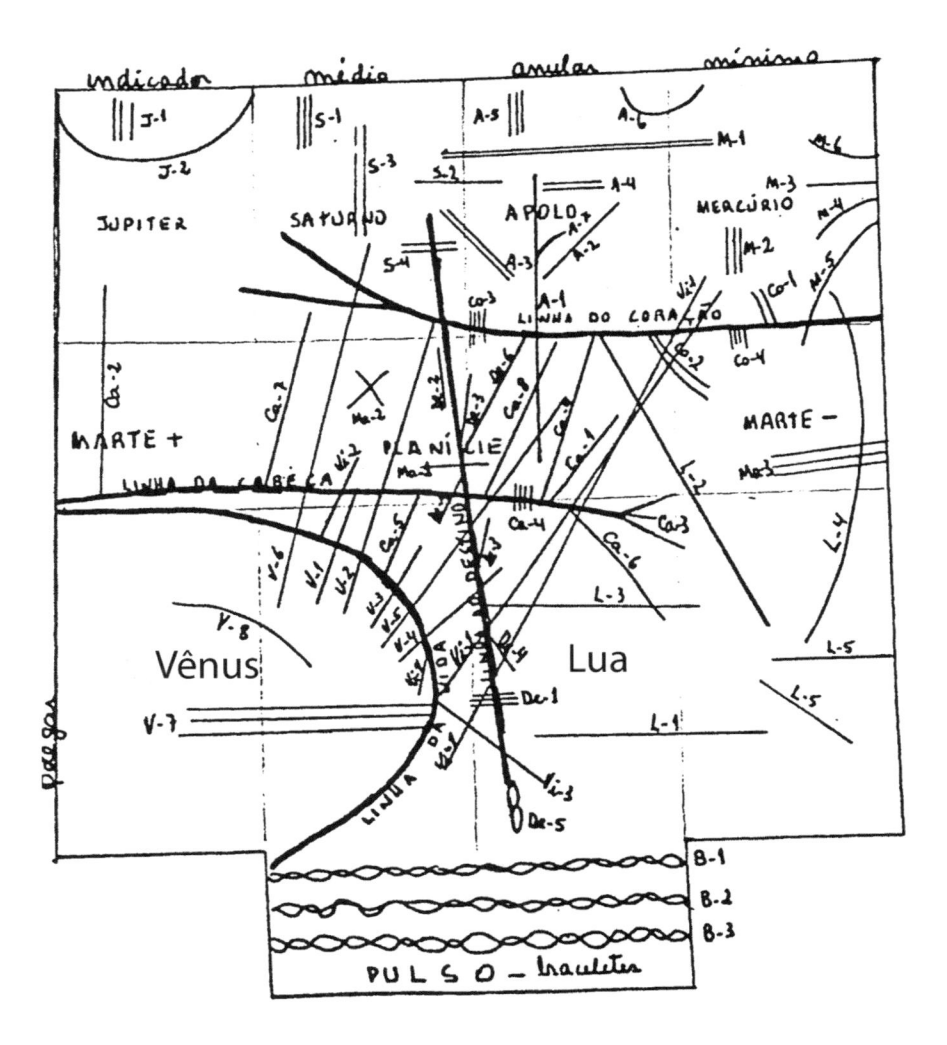

Esquema 6.1.

Código área ou linha de localização

V   área de Vênus (região do polegar).

M   área de Mercúrio (região do dedo mínimo).

A   área de Apolo (região do dedo anular).

S   área de Saturno (região do dedo médio).

J   área de júpiter (região do dedo indicador).

Ma   área de Marte (região central da mão).

L   área da Lua.

Vi   linha da Vida.

Ca   linha da Cabeça.

Co   linha do Coração.

De   linha do Destino.

B   Braceletes (região das dobras do pulso).

Linhas secundárias com origem na área de Vênus - V

V   Toda linha que parte do monte de Vênus e atravessa a linha da vida chama-se linha de acontecimentos e indica, salvo exceções, desgostos na idade indicada no cruzamento.

V-1   Linha do desgosto atravessando a linha da vida e tocando na linha da cabeça: sinal de perturbação no pensamento em razão de problemas amorosos ou familiares.

V-2   Linha do desgosto tocando a linha do coração representa período difícil por questões sentimentais.

V-3   Linha do desgosto não chegando a tocar outras linhas principais é sinal de desilusão por razões variáveis.

V-4   Linha do desgosto cruza a linha do destino: a interferência causada pela família poderá prejudicar suas atividades.

V-5   A linha do desgosto corta a linha de Apolo: sinal de que o sucesso profissional é impedido pela família ou alguma pessoa ligada sentimentalmente.

V-6 Linha de acontecimentos caminhando até o monte de saturno: sinal de aumento de fortuna por esforço pessoal e apoio da família.

V-7 Linhas retas e nítidas atravessando o monte de Vênus sem cruzar a linha da vida: sinal de influência e interferência do cônjuge.

V-8 Linha de influência de parentes próximos: sinal de certa submissão às opiniões da família.

Linhas secundárias com origem na área de Lua - L

L Toda mudança e viagem são marcadas por linhas nascidas no monte da lua. A razão da viagem ou da mudança pode ser prevista pela direção do monte ou da linha que o ramo seguir.

L-1 Linha bem feita dirigindo-se para a linha da vida, indica viagem ou mudança bem sucedida ocasionada por razões familiares, amorosas ou de saúde.

L-2 Linha nascida em lua e tocando a linha do coração: sinal de mudança ou viagem por razões profissionais.

L-3 Linha lunar tocando a linha do destino: mudança ou viagem por razões profissionais.

L-4 Linha da intuição, seu formato tem traçado circular e liga o monte de lua ao monte de mercúrio: é sinal de grande intuição e mediunidade, indica pessoas apaixonadas por assuntos místicos.

L-5 Linhas de viagens ou mudanças.

Linhas secundárias com origem na área de Mercúrio - M

M-1 Linhas horizontais nascendo em mercúrio e dirigindo-se para o monte saturno são sinais de vícios e fraquezas que podem causar prejuízos sociais e financeiros.

M-2 Linhas verticais bem feitas, longas e finas: sinal de grande inteligência, inclinação para estudos científicos, especialmente a medicina, pessoa com espírito samaritano.

M-3 Linhas do casamento ou linhas da afeição- são linhas que nascem na borda da mão, área de mercúrio. Essas linhas podem apresentar diferentes aspectos e comprimentos. Quanto mais próximas estiverem da linha do coração, mais cedo se dará o casamento. Se a linha do casamento começa na borda da mão e termina no meio do monte indica casamento bem realizado. Quanto mais longa e reta for essa linha, mais venturosa e feliz será a união. É bom esclarecer que essa linha não expressa somente o casamento ou afeição entre um homem e uma mulher, mas a afeição entre duas pessoas sejam ou não parentes ou de sexos diferentes.

M-4 Linha do casamento inclinando-se para a linha do coração é sinal de viuvez.

M-5 Linha do casamento cruza a linha do coração, é sinal de casamento impossível de se realizar.

M-6 Linha do casamento voltada para cima é sinal de desejo celibatário, seu portador não tem inclinação para o casamento duradouro.

Linhas secundárias com origem na área de Apolo - A

A-1 Linha solar ou linha de Apolo: o possuidor desta linha é dotado de boas qualidades e muito talento. É uma linha fortunada e quem a possui terá sempre uma chance a mais para vencer. Esta linha vertical pode ser longa ou não. Quanto mais longa for, mais breve seu possuidor verá a recompensa pelos seus méritos.

A-2 Linhas que cortam a área de Apolo e chegam à base do dedo mínimo indicam orador ou escritor habilidoso.

A-3 Linhas que cortam a área de Apolo e chegam à base do dedo médio indicam trabalhos que serão reconhecidos, sinal de méritos recebidos.

A-4 Linhas horizontais: obstáculos em decorrência de inveja e perseguições.

A-5 Linhas verticais curtas: seus sonhos poderão ser realizados se houver aperfeiçoamento de seus talentos.

A-6 Anel ou semicírculo entre o anular e o mínimo: sinal de talento comercial.

A-7 Ramo nascendo na linha de Apolo e indo para mercúrio: sinal de grande sucesso e fortuna. Todos os ramos ascendentes da linha de Apolo são sinais promissores de fortuna e sucesso.

Linha secundaria com origem na área de Saturno - S

S Toda linha que está debaixo do monte de saturno e perpendicular à linha do destino (Saturniana).

S-1 Linha triplas sugere projetos novos sem intensão de dar continuidade inicia e para por falta de empenho e coragem.

S-2 Linha que podem ligar ao anel de vênus confirmando problemas de ordem sexual com traumas e indicações de dotes artísticos.

S-3 Linha com traços paralelos possíveis planos de atividades de trabalhos com duplicidade, onde inicia um e depois de um tempo para um e continua com o outro e se arrepende de ter deixado o outro para trás.

S-4 Linhas horizontais soltas ou até paralelas a linha do destino (saturno) cortando na área do monte de Saturno indica pequenos obstáculos de soluções rápidas, paradas para retomar planos com muito mais vigor.

Linhas secundárias com origem na área de Júpiter - J

J-1 Linhas firmes e paralelas no monte de júpiter são presságios de fortuna e grande sucesso.

J-2 Anel de Salomão: sinal de extraordinária sabedoria.

Linhas secundárias com origem na área de Marte - Ma

Ma-1 Linhas nascendo no meio da palma (planície de marte) e cortando a linha do destino são sinais de desgaste profissional em razão da má remuneração ou desentendimento com seu superior, obstáculos a serem enfrentados.

Ma-2 Cruz mística em qualquer ponto da planície de marte é sinal de poderes psíquicos.

Ma-3 Linha nascendo na borda da mão em direção à linha da cabeça: sinal de muita luta profissional para conseguir realizar seus objetivos.

Linhas secundárias com origem na linha da cabeça - Ca

Ca Todo ramo que nasce na linha da cabeça e dirige-se para algum monte indica sucesso nas atividades governadas por esse monte, ideias que terão êxito.

Ca-1 Ramo dirigindo-se para mercúrio: talento nas artes, na literatura e no comércio, sinal de prosperidade.

Ca-2 Ramo dirigindo-se para júpiter: sinal de fortuna e realização das ambições, êxito nas finanças.

Ca-3 Linha da cabeça terminada em tridente: excepcional inteligência, senhor de muitos talentos.

Ca-4 Várias linhas cortando a linha da cabeça: sinal de preocupação constante, mente agitada, possibilidade de estresse.

Ca-5 Ramo ligando a linha da vida à linha da cabeça: indivíduo prudente e de natureza calma.

Ca-6 Ramo partindo da linha da cabeça para o monte de lua: grande capacidade criativa, excelente imaginação.

Ca-7 Ramo da cabeça para o monte de saturno: sinal de natureza ambiciosa, a luta poderá ser árdua para concretização das ambições.

Ca-8 Ramo para Apolo: sinal de fama graças ao talento de seu portador.

Ca-9 Linha unindo cabeça e coração em qualquer ponto: sinal de idolatria a alguém ou a alguma coisa.

Linhas secundárias com origem na linha da vida - Vi

Vi-1 Linha que nasce na linha da vida em qualquer ponto, ou nasce próximo ao pulso e corre em direção a mercúrio, chama-se linha de mercúrio, linha hepática, linha da intuição ou linha da inteligência. Esta linha está relacionada com o instinto social, à saúde, à inteligência e aos dons mediúnicos.

Vi-2 Ramo ascendente da linha da vida: sinal de acontecimentos feliz na idade indicada.

Vi-3 Ramo descendente em direção ao monte de lua: desejo de mudanças.

Vi-4 Ramo descendente em direção ao pulso representa obstruções, dificuldades na idade indicada.

Linhas secundárias com origem na linha do destino - De

De-1 Linhas pequenas cruzando a linha do destino, em qualquer parte, sinal de pequenos infortúnios e obstáculos na vida social.

De-2 Linha ou linhas paralelas à do destino: sucesso auxiliado por outras pessoas por outras pessoas, casamento ou união bem sucedida.

De-3 Ramos ascendentes: épocas felizes de grande sucesso e muita atividade.

De-4 Ramos descendentes: mágoas e insucessos.

De-5 Duas ilhas no início da linha do destino é sinal de clarividência.

De-6 Ramo ligando a linha do destino com a linha do coração, sem atravessá-la, é sinal de casamento venturoso. Se cortar a linha do coração a união poderá ser infeliz.

Linhas secundárias com origem na linha do coração - Co

Co-1 Ramos dirigidos para a área de mercúrio: pessoa afetiva, entusiasta, com profundos sentimentos.

Co-2 Ramos curvando-se para marte, existência de inimigos.

Co-3 Pequenas linhas cruzando a linha do coração: desenganos no amor.

Co-4 Pequenos ramos descendentes: sinal de desilusões no amor, lágrimas reprimidas.

Área do pulso – Braceletes - B

B-1 Bracelete superior, quando bem marcado é sinal de fortuna; se na forma de corrente, indica muita luta e trabalho, mas com sucesso e êxito financeiro garantido.

B-2 Bracelete no meio: quando bem marcado indica vida longa e feliz.

B-3 Bracelete inferior: quando bem marcado é sinal de boa saúde.

Exercício nº 10

Observe a impressão de sua mão esquerda e relacione todas as linhas secundárias existentes. Tente interpretá-las. Como sugestão, siga este roteiro:

a. Há linhas de acontecimentos (V)? Em que idade?

b. Há linhas de viagens (L)? São perfeitas?

c. Há linhas de casamento ou de afeição? Que dizem?

d. Há linha solar (A)? É perfeita e longa? Há acidentes em seu percurso?

e. O monte de saturno (S) é muito riscado?

f. Você possui a cruz mística na planície de marte? E a linha da intuição, você a possui?

g. Observe a linha da cabeça, é muito riscada? Tem ramos ascendentes? Descendentes?

h. E a linha do coração? Registra desenganos e desilusões no amor?

Exercício nº 11

Reúna todas as análises que você teve oportunidade de fazer, ao longo deste livro e procure resumi-las numa síntese conclusiva. Para facilitar o seu relatório agrupe por assunto: caráter e talento, família e amor, profissão, espiritualidade, passado e futuro.

Exercício nº 12 (Para testar e avaliar o seu conhecimento)

Esta é uma mão feminina. Sua portadora tem 45 anos e mede 1,70m. Tente fazer uma análise completa. Procure interpretar as linhas secundárias que mais lhe chamaram a atenção. Se precisar, consulte as páginas seguintes que têm exemplo de análise (Figura 6.01).

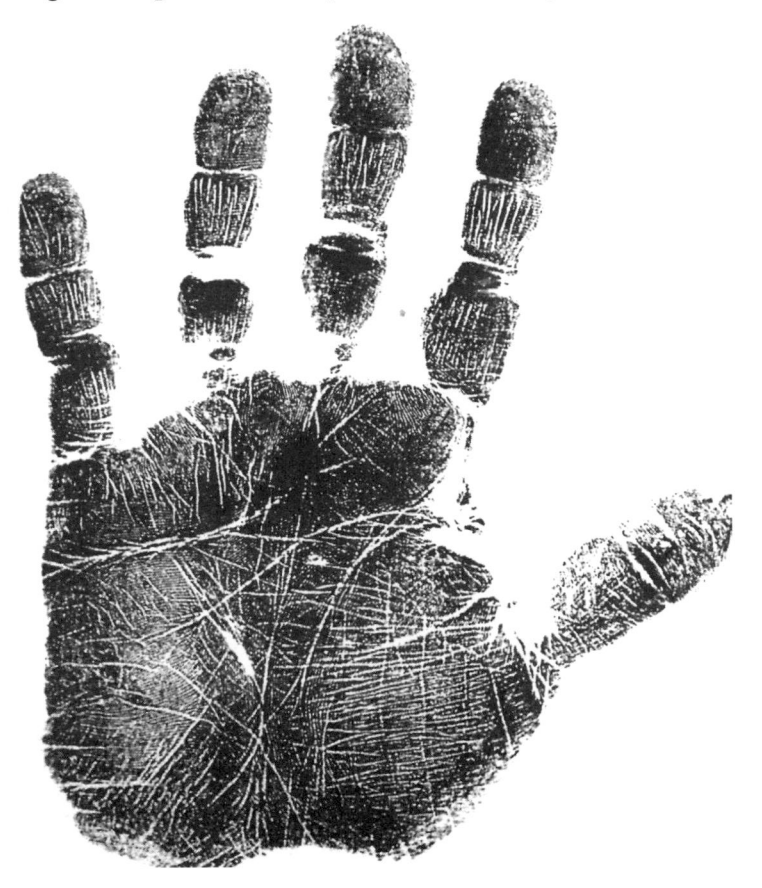

Figura 6.01

Capítulo 7

Anexo

Exemplo prático de medidas e análise de mão. (Figura 7.01).

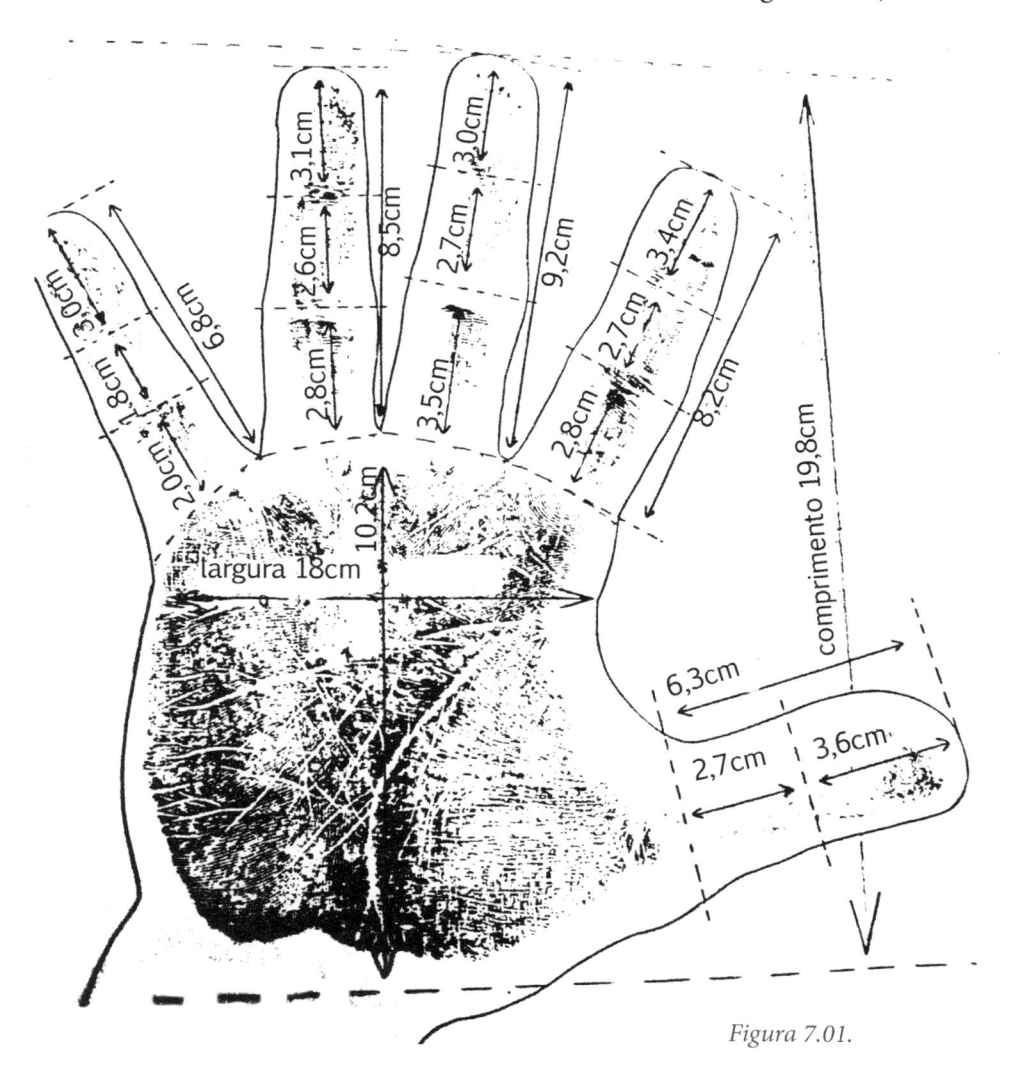

Figura 7.01.

Dados observados	Significado
1. Mãos Grandes.	Capacidade para trabalhos de precisão.
2. Mãos cônicas.	Criativo, receptivo, sentimental.
3. Dedo mínimo afastado.	Dono de suas próprias ideias.
4. Anular maior que o dedo indicador.	Mente criativa, inibição social.
5. Polegar curto com a 1ª falange longa.	A falange da vontade longa neste polegar curto faz deste homem um senhor de muitos instrumentos. Sua grande vontade e tendência a dominar não são prejudicadas pela 2ª falange curta (falange da lógica). Em razão da grande linha da cabeça e da presença de nós entre as falanges.
6. Falange das unhas longas nos dedos anular, mínimo e médio.	Possui a falange dos sábios, mente criativa abstrata, grande planejador, intuitivo, gosto pelo isolamento
7. Pontas do dedos arredondadas.	Inteligência e sociabilidade.
8. Presença de nós nas falanges.	Pensador claro e ordenado, equilíbrio
9. Monte de Vênus de aspecto firme amplo e arredondado	Personalidade calorosa, amor à vida, saúde ótima e grande vigor físico, que é confirmado pela vigorosa Linha da vida. São sinais da influência exercida pelos parentes, filhos e esposa no seu dia a dia, que o faz um homem aparentemente doméstico.
10. Monte da Lua amplo, firme e curto nas bordas da mão.	Imaginação fértil e criadora, sensibilidade, várias linhas de viagens (imaginárias e reais), forte desejo de mudança de vida.
11. Monte de Marte desenvolvido e bem riscado.	Sinal de coragem, resistência e disposição para a luta.
12. Monte de Mercúrio bem marcado com linhas.	As inúmeras linhas verticais fazem de seu portador um bom samaritano e senhor de inteligência e inclinação para estudos científicos. As linhas Horizontais existentes na borda são linhas de Afeição que demonstram que esse homem já se ligou efetivamente com várias pessoas.
13. Monte de Apolo marcado pela linha solar (linha de Apolo) e outras linhas pequenas, paralelas	Pessoa dotada de boas qualidades e talentos, grande chance de vencer na vida e ter seus méritos reconhecidos.
14. Monte de Saturno pouco expressivo e isento de linhas	Não valoriza o relacionamento social, gosta do isolamento (confirmado pela 1ª falange longa).
15. Monte de Júpiter amplo, firme e marcado por linhas.	Personalidade forte, qualidades de liderança (essa qualidade é contraditória do indicador e polegar curto).

Dados observados	Significado
16. Linha da vida longa, forte, com um grande arco, sem acidentes	Provável vida longa, boa vitalidade, principalmente na fase adulta (a linha fica mais forte). Há várias linhas cruzando nas idades de 10, 20, 30, 35 e 40 anos. Após essa idade sobem linhas de acontecimentos felizes, principalmente aos 52 anos.
17. Linha da cabeça que nasce ligada a linha da vida.	O início conjugado à linha da vida significa uma equilibrada e prudente em seu modo de agir.
18. Linha da cabeça longa e reta.	O comprimento longo e reto dessa linha significa uma inteligência acima da média, raciocínio prático, muito crítico em suas análises (confirmado pelas falanges longas)
19. Linha da cabeça com ilha.	A presença de uma ilha prejudica a capacidade de concentração.
20. Linha do Coração longa, forte e bem marcada	A força dessa linha demonstra que os assuntos relacionados com os sentimentos têm muito significado para esse homem, embora os trate com certa frieza e aparente indiferença (linha com poucos ramos).
21. Linha do coração nasce na área de júpiter e se estende até a borda da mão, sem acidentes	Se não fosse a linha da cabeça longa e reta (mente prática) poderíamos dizer que este homem é mais governado pelo coração do que pela cabeça, possui uma tendência à possessividade com forte idolatria à pessoa amada, ótimo marido.
22. Linha do destino com começo muito riscado por várias linhas verticais e começando no monte da lua.	Vários interesses e trabalhos no início da vida profissional e tudo por iniciativa própria.
23. Linha do destino dupla, a menor se estende até a linha da cabeça e a outra termina próxima à linha do coração recomeçando, em seguida para penetrar em Saturno e curvar-se se para Júpiter.	Este homem, dos 21 aos 35 anos viveu um duplo emprego. Abandonou um deles por razões pessoais permanecendo no outro até 1990 onde pretendia se aposentar. Tudo leva a crer que essa pessoa continuará seu trabalho até mais tarde e exercerá uma posição de liderança e poder
24. Outras linhas e sinais que nascem na linha da vida e sobem em direção a área de Mercúrio.	Parece tratar-se de linha de intuição que dá ao seu portador dons mediúnicos
25. Cruz na área de Júpiter.	Casamento feliz.
26. Quadrado na área da lua.	Proteção contra viagens e contra divagações.

Relatório

Esta mão pertence a um homem de muito talento intelectual. É apto para planejar, organizar e executar. Sua capacidade criativa, aliada ao seu raciocínio lógico e prático podem transformá-lo num vitorioso homem de negócios, desde que seja capaz de dominar a sua timidez e a falta de confiança em si mesmo. Porém, seu gosto pela solidão, seu temperamento um tanto retraído para exercer cargos de liderança e o gosto pelo isolamento, o qualifica mais para trabalhos em bastidores como ótimo conselheiro e assessor. Seu maior defeito parece ser o grande espírito crítico que possui e o gosto pelo isolamento. Seu comportamento, muito intelectual, parece fazê-lo distanciar-se dos homens medíocres. Tudo leva a crer que se trata de alguém que procura fazer sua vida não ser nada imitativa e nem adaptada a vivê-la em rebanhos. Detesta repetir rotinas, uma vez que seu grande talento é criar e criar. Faz suas próprias leis. As linhas de desgosto, marcadas na linha da vida, mostram os períodos difíceis, revelados pelo próprio consulente:

- "Aos 9 anos fiquei órfão de mãe e, aos 10 anos, tive que ir morar com minha madrasta e meus cinco irmãos, todos ainda menores de 14 anos. Aos 20 anos fui vítima de uma grande injustiça. Quando servia o exército: tive que responder a um longo processo militar. Aos 35 anos, casado, com dois filhos pequenos, e mesmo trabalhando em duplo emprego, precisei devolver a casa onde morava porque não tinha condições de continuar pagando suas prestações. Aos 38/40 anos vivi um período de depressão e difícil relacionamento com a família". A força da sua linha, na fase adulta, e as linhas de acontecimentos, após os 45 anos, anunciam que dias felizes já estão batendo à sua porta. A partir dos 52 anos poderá realizar e concretizar seus sonhos e ambições. O seu grande desejo de mudanças parece que está próximo.

Observação: Nesta análise não foram consideradas as seguintes medidas, por exigirem uma observação ao vivo: temperatura, dureza, umidade e flexibilidade das mãos; implantação, aspecto, flexibilidade e Ângulo de abertura do polegar.

Modelo de ficha para registro de dados

Como estamos falando de ciência devemos seguir certos protocolos científicos sobre os registros e observações coletadas, para futuras avaliações e cruzamentos de dados, quando necessário.

Nome: _____ idade:_____ Data:_____

(Assinale com X os dados que observar).

MÃOS

Consistência:
☐muito dura – ☐ dura – ☐ muito mole – ☐ mole – ☐ normal.

Formato:
☐ Pontuda – ☐ cônica – ☐ quadrada – ☐ espatulada – ☐ arredondada.

Tamanho:
☐ Grande – ☐ pequena – ☐ normal.

Largura:
☐ larga – ☐ estreita – ☐ normal.

Flexibilidade:
☐ muita – ☐ pouca – ☐ nula – ☐ normal.

DEDOS

Aspecto:
☐ lisos – ☐ grossos – ☐ finos – ☐ nodosos.

Comprimento:
☐ longos – ☐ curtos – ☐ normais.

Pontas:
☐ quadradas – ☐ espatuladas – ☐ arredondadas – ☐ pontudas.

Falange das unhas:
☐ longa – ☐ curta – ☐ normal – _____(indicar qual o dedo).

Falange do meio:

☐ longa – ☐ curta – ☐ normal – _____ (indicar qual o dedo).

Falange da base:

☐ longa – ☐ curta – ☐ normal – _____(indicar qual o dedo).

POLEGAR

Flexibilidade:

☐ muita – ☐ pouca – ☐ nula – ☐ normal.

Ângulo de abertura:

☐ maior que 90º – ☐ menor que 90º – ☐ normal.

Implantação na mão:

☐ implantação alta – ☐ implantação baixa – ☐ normal.

Tamanho:

☐ grande – ☐ pequeno – ☐ normal.

Aspecto:

☐ liso – ☐ grosso – ☐ fino – ☐ normal.

Tamanho da falange da unha:

☐ normal – ☐ grande – ☐ pequena.

Tamanho da falange do meio:

☐ normal – ☐ grande – ☐ pequena.

Ponta:

☐ espatulada – ☐ quadrada – ☐ arredondada – ☐ pontuda.

Montes X Registro:

Registro Montes	G (grande)	N (normal)	P (pequeno)	Sinais	Linhas secundárias
Vênus					
Lua					
Júpiter					
Saturno					
Apolo					
Mercúrio					
Marte (+)					
Marte (-)					
Planície de Marte					

Registro X Linhas Principais.

Registro Linhas principais	Aspecto comprimento (Origem - Término)	Ramos	Ilhas	Cortes
Vida				
Cabeça				
Coração				
Destino				

OBS: Tire o contorno e a impressão das mãos. Anote todas as medidas conforme exemplo da figura 7.02.

Técnica para impressão das mãos

Material necessário:

- rolo pequeno de espuma
- almofada de carimbo com tinta
- folha de papel sulfite
- sabão para lavar as mãos.

Procedimento:

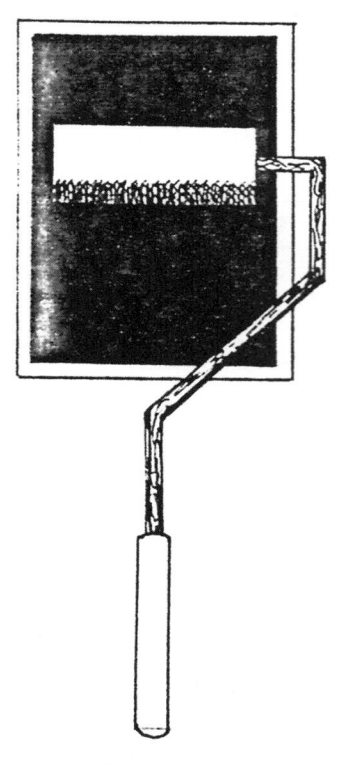

1. Remova os anéis, relógios e pulseiras das mãos.
2. Passe o rolo de espuma sobre a almofada das mãos.
3. Passe, uniformemente, o rolo sobre toda a superfície da mão, desde o pulso até a ponta dos dedos, tomando o cuidado para não deixar espaços em branco, nem regiões com excesso de tinta. Para melhor nitidez da impressão, não use muita tinta, nem force a sua entrada nas linhas das mãos. Procure deslizar naturalmente o rolo

Figura 7.02.

sobre as mãos e dedos até recobri-lo uniformemente (Figura 7.02).
4. Pegue uma folha de papel sulfite e coloque-a sobre a mesa.
5. Sente-se diante do papel e pressione sua mão com os dedos semiabertos, sobre a folha. Tome o cuidado para pressionar bem o centro da palma, as bases dos dedos, próximos da palma e os dedos. Aproveite para traçar o contorno da mão com um lápis ou caneta esferográfica. Não mexa a mão enquanto ela estiver sobre o papel para evitar superposições de linhas ou borrões. Segure a folha no momento de retirar a mão.
6. Tire uma outra impressão para confirmação.
7. Tome a impressão das duas mãos.

8. Coloque a data e o nome da pessoa na folha.
9. Para lavar as mãos, umedeça-as com água antes de colocar o sabão. Esfregue-as muito bem e enxague, em seguida.

Ver Figuras 7.03 e 7.04.

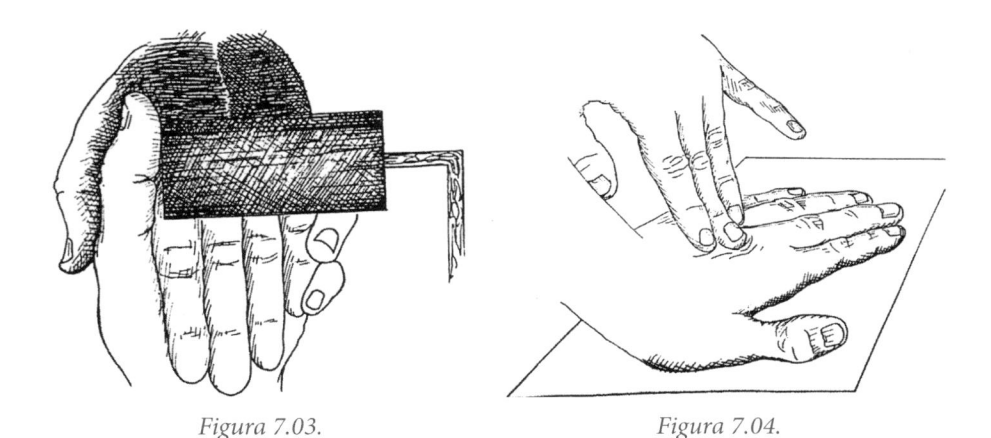

Figura 7.03.   *Figura 7.04.*

Curiosidades da quirologia:

Quando vivemos uma noitada de alegria e felicidade amanhecemos com o Monte de Vênus rosado e viçoso.

Quando, inconscientemente, escondemos o nosso dedo polegar na palma fechada é sinal que estamos vivendo momentos de insegurança e timidez.

Quando temos uma discussão com o patrão ou com alguma pessoa amada, nossa linha do coração perde a cor, e fica pálida.

As pessoas que esfregam habitualmente as mãos são insinceras e adoram falar de si mesmas.

As pessoas que mantêm o cotovelo dobrado, tipo Napoleão, são geralmente muito ocupadas com elas próprias.

Não se sabe como e nem porque as mãos mostram o que elas mostram.

Capítulo 8

As Unhas

Neste anexo vou só referir, rapidamente o que as unhas nos revelam, os diagnósticos que podem nos ajudar na identificação de moléstias. Vocês irão perceber que com as modelagens das unhas pelas manicures, tudo isso fica um pouco difícil de analisar, mas com a prática e o tempo tudo se resolve. As unhas levam 3 meses para crescer desde a raiz até a ponta do dedo. Um sinal, é obvio, leva o mesmo tempo para alcançar a ponta do dedo.

Para seguir sua rota e observar qualquer eventual desvio, podemos dividir a unha em três partes: Fig. 8.01.

a. Nascimento do sinal – 1º mês

b. 2º mês

c. Realização do presságio 3º mês.

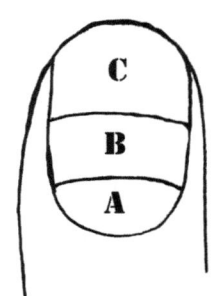

Figura 8.01.

A confirmação de um bom ou mau sinal deve ser procurada na linha ou monte pertencente ao dedo onde ele se encontra. Se desejarmos comparar datas com marcas existentes nas linhas pode dividir a unha em partes menores ainda. Fig. 8.02.

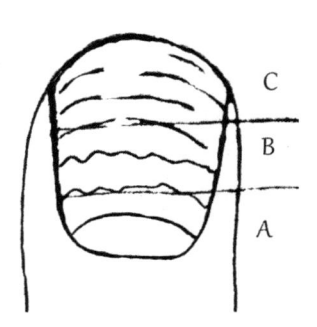

Figura 8.02.

As unhas e a Saúde

As unhas mostram o estado geral da saúde e conforme seu tipo indicam os órgãos que mais facilmente podem ser atacados. Hipócrates a 400 a.C., reconheceu o valor da forma e do desenvolvimento das unhas como indicadores de certas doenças. Um tipo particular de unha, atribuído às próprias descobertas de Hipócrates e que reflete certos problemas respiratórios, é largamente reconhecido ainda hoje como a unha Hipocrática, assim chamada, como seu nome sugere em homenagem a esse venerável médico. Fig. 8.03a.

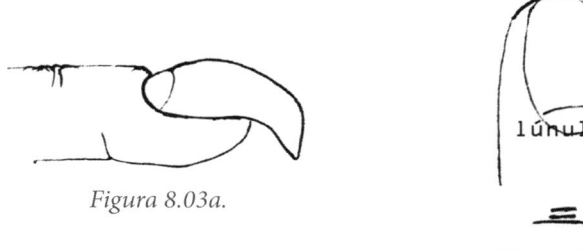

Figura 8.03a.

Figura 8.03b.

A Raiz da unha é chamada de Lúnula, Fig. 8.03b, tudo que está acontecendo ou irá se passar com a saúde do indivíduo, quando está é muito vermelha, por exemplo, sugere um temperamento perigosamente colérico, enquanto que muito branca poderia mostrar sinais de uma constituição serena. Com as unhas maquiadas isso não pode observar facilmente.

No mundo que vivemos, quando fazemos uso de má nutrição esta reflete por todo o organismo, quaisquer deficiências ficando, particularmente, registradas nas unhas, de várias maneiras, como por exemplo, entre outras, na forma de ranhuras horizontais, "linhas de Bean", sugere que a pessoa começou uma dieta rigorosa, ou talvez tenha sofrido um choque qualquer, há aproximadamente três meses. Fig. 8.02

Mais para baixo a ranhura determinará que o incidente foi mais recente, talvez há apenas um ou dois meses.

Fora os aspectos fisiológicos, também pelo lado psicológico tem-se reconhecido através dos séculos que os formatos das unhas refletem o tipo de temperamento de cada pessoa.

Os formatos podem ser divididos em quatro categorias:

- Unhas Ovulada Fig. 8.04.
- O quadrado. Fig. 8.05.
- O leque. Fig. 8.06.
- O longilíneo. Fig. 8.07.

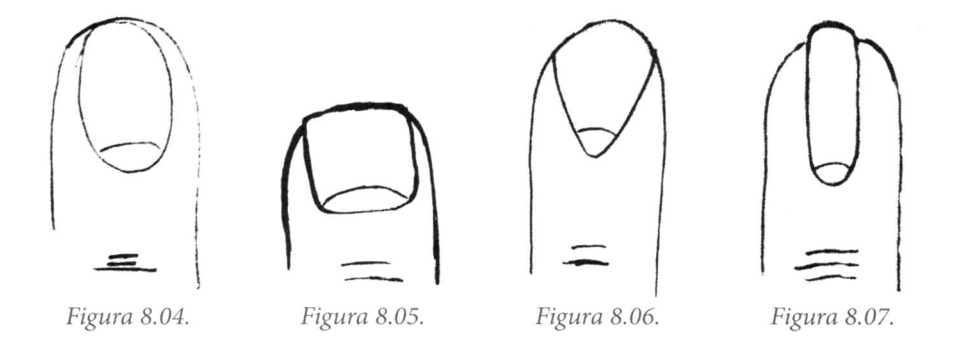

Figura 8.04.   Figura 8.05.   Figura 8.06.   Figura 8.07.

O tamanho da unha

Deve ser tomado em relação ao tamanho da mão em si, uma regra geral a ter em mente quando se estabelece a relação entre tamanho de unha e temperamento é que quanto menor a unha, mais crítico será o indivíduo e mais intolerante serão o ponto de vista e a perspectiva dele com relação à vida.

- ***Unhas pequenas*** - têm uma enorme tendência a problemas cardio-vasculares, especialmente a partir dos 50 anos.

- ***Unhas maiores,*** mais equilibrado será o indivíduo e mais tranquilo e tolerante será a sua natureza.
  Problemas com esse tipo podem envolver desequilíbrios de ordem nervosa ou psicológica.

- ***Unhas ovuladas*** - Fig. 8.04. (Amêndoas), tendência para as doenças do estômago, dos intestinos, dos rins, do fígado e da garganta; possibilidade de reumatismo ou perturbações nervosas.

- ***Unhas quadradas*** - Fig. 8.05. Caracterizada por ter lados paralelos e base reta, esse tipo de unha mostra um temperamento estável, pouco propenso à raiva, têm uma visão mais otimista da vida, eles tendem a ser do tipo caloroso e companheiro.

- **Unhas quadradas muito pequenas** - Fig. 8.08. Reflete uma natureza nervosa, crítica, irritável, propensa a distúrbios emocionais, neuroses, egoístas e nada cordiais.

- **A variação alongada** - Fig. 8.09. Desta categoria, que são unhas de forma mais retangular, reflete um indivíduo mais equilibrado, alguém que não é afetado pela raiva, exagerado, meticuloso, pode manifestar hipocondria desde muito cedo.

- **Unhas largas** - Fig. 8.10. Caracterizada seja mais larga do que alta. Psicologicamente, reflete uma pessoa irritadiça que entra em erupção de repente, um vulcão, mas se acalma rapidamente, não é de deixar para amanhã o que tem que se fazer agora, ou falar é agora. Fisiologicamente – pessoa forte e de grande capacidade de recuperação, é um tipo apoplético.

- **Unhas em forma de leque** - Fig. 8.06. Caracterizada por um formato triangular, onde a unha raiz é um sinal de temperamento emocionalmente sensível e altamente tenso. Psicologicamente, as pessoas que tem tais unhas tendem a agir por impulso e podem mostrar sinais de comportamento irracional e neurótico. Fisiologicamente, as unhas podem tomar essa forma como resultado de um estresse muito grande, ou de um choque emocional, deixando o sistema nervoso especialmente sob pressão.

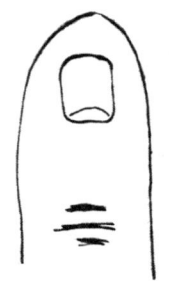 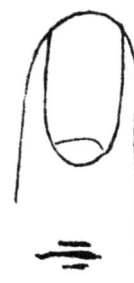 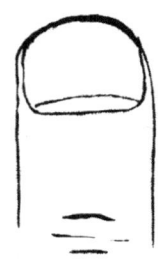 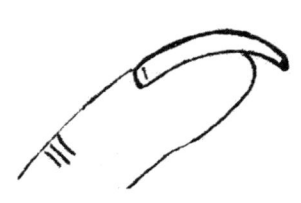

Figura 8.08.   *Figura 8.09.*   *Figura 8.10.*   *Figura 8.11.*

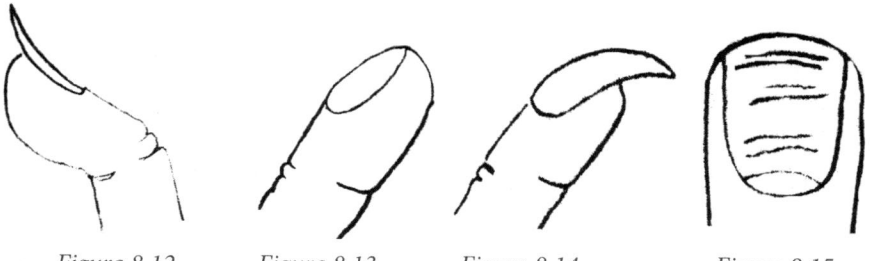

Figura 8.12.   *Figura 8.13.*   *Figura 8.14.*   *Figura 8.15.*

- **Unhas longilínea e estreita** - Fig. 8.07. Uma base arredondada e por ser tão estreita que mostra grande parte do dedo dos dois lados da unha, indica instabilidade emocional, reprimido e propenso a distúrbios psicológicos. Fisiologicamente – essas pessoas não gozam de boa saúde e são consideradas fisicamente delicadas, entretanto possuem uma grande quantidade de energia.

- **Unhas estreitas e espessas** - Fig. 8.11. As estreitas e espessas, com tendência a se curvar em forma de garra, sugerem deficiência alimentares, acompanhadas de prisão de ventre. Pessoa com problemas psicológicos.

- **Unhas côncavas** - Fig. 8.12. Caracterizada por uma aparência de colher, falta de energia e uma vitalidade sem brilho, constante exposição a substâncias químicas, a água ou a certos amaciantes como óleos, é encontrada nas mãos de indivíduos que sofrem de certas doenças mentais. Fisiologicamente - Deficiência alimentar e nutricional, onde ocorre um sério desequilíbrio mineral.

- **Unha convexa** - Fig. 8.13 Caracterizada por uma curvatura nítida por meio da qual a extremidade da unha encobre a parte de cima e os lados da ponta dos dedos, aponta para problemas respiratórios e podem ser encontrado em mãos de fumantes, tosses insistentes, gripes e bronquites.

- **Unha arqueada** - Fig. 8.14 Essas é uma deformação mais séria do que a unha curvada, porque enquanto a primeira é apenas a ponta que se curva, aqui a estrutura da base da unha se incha de maneira que a unha inteira se arqueia, ganhando uma aparência bulbosa.

Unha hipocrática está associada a doenças pulmonares como pneumonia e tuberculose, além disso, ela pode também ser sintoma de cirrose hepática.

- **Ranhuras horizontais** - Fig. 8.15 Caracterizadas por sulcos ou afundamentos nas unhas, às vezes ocorrendo isoladamente e ás vezes formando uma serie de ondulações da cutícula até a ponta, causada por doenças infecciosas, como caxumba ou sarampo, podem ser responsáveis pelo aparecimento de Endentações horizontais nas unhas, causada por febre alta sabe-se que deixam essas marcas, linhas de Beau.

- **Ranhuras verticais** - Fig. 8.16 Caracterizadas por nervuras localizadas exatamente na estrutura da unha em si, gerando uma superfície cheia de protuberâncias que podem ser sentidas quando se passa a unha do polegar sobre ela. O reumatismo articular, problemas com a tireóide, problemas crônicos de pele, disfunções gástricas.

- **Buracos** - Fig. 8.17 Pequenas reentrâncias que lembram alfinetadas podem sugerir o aparecimento de psoríase. Outros problemas que afetam o sistema imunológico podem também ser responsáveis por uma série de furos nas unhas.

- **Engrossamento da unha** - Fig. 8.18 Unhas começam a engrossar e a endurecer, tornando se difícil de cortar, e principalmente se adquirem uma coloração amarelada, problemas no sistema linfático, doenças cardiovasculares ou diabetes podem estar envolvidos.

- **Unhas quebradiças** - Fig. 8.19 Unhas fracas, escamosas ou quebradiças podem ser um sinal de desequilíbrio mineral e hipotireoidismo.

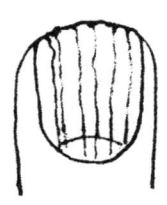 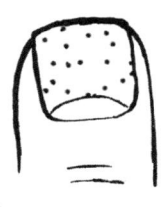 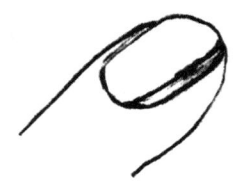 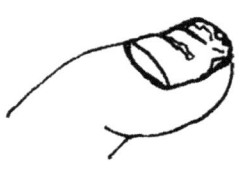

Figura 8.16.   *Figura 8.17.*   *Figura 8.18.*   *Figura 8.19.*

- *As lúnulas* - Fig. 8.03. A forma e a cor das lúnulas podem ser hereditários e levar consigo quaisquer predisposições familiares. As doenças geneticamente transmissíveis. Lúnulas devem ter uma cor leitosa não possuir lúnula alguma significa uma glândula tireóide subativa.

A cor das unhas

A cor da base das unhas deve ser igual à pigmentação da palma, de maneira que na mão européia a unha tem uma cor rosada, enquanto que na mão africana a unha tende a ter uma coloração puxada para o bege. Assim como o pigmento da pele, a cor da base da unha que aparece através da camada calosa que constitui a unha reflete o estado do sistema vascular do indivíduo.

- *Base muito clara* - Sinal de anemia.
- *Base branca* - e às vezes até mesmo amarelas revela a disfunções hepáticas. Doenças venéreas, cianose, causadas por problemas circulatórios como os que ocorrem devido a uma desoxigenação sanguínea, deixa uma cor azul na base da unha.
- *Unhas amareladas* - indicam icterícia e outros problemas hepáticos.
- *Unhas muito vermelho* - indica pressão alta e uma tendência a problemas cardiovasculares.
- *Manchas, pintas e outras marcas* - nas unhas tem sido há muito considerada como sinais de carências de cálcio em particular de fosfato de cálcio. Na parte Psicológica, o cansaço e a ansiedade podem produzir essas manchas características.
- *Linhas brancas horizontais* - que não fazem com que a estrutura da unha em si fique estriada, como nas linhas de Beau, são conhecidas como linhas de MEE. Embora em alguns casos essas linhas indiquem deficiências nutricionais, elas são mais largamente reconhecidas por refletirem um envenenamento causado por certos minerais como arsênico e tálio. Estão particularmente associadas a febres agudas e também envolvidas com certas doenças coronarianas. Sintomas de infecção bacteriana nas válvulas do coração são reconhecidos através de pequenas equimoses que aparecem na forma de manchas longas e pretas por baixo da unha.

Quando a base da unha é pálida com uma fina faixa vermelha aparecendo em direção à extremidade superior, perto da parte descolada da unha, suspeita-se de doenças no fígado.

Quando as unhas possuem a metade inferior castanho claro e a metade superior branca é associada a problemas renais. Mas, é claro, além de refletir o estado mental e físico da saúde do indivíduo, a unha em si pode estar sujeita a uma variedade de distúrbios, principalmente os que envolvem infecções por bactérias ou fungos. Uma das mais comuns é a Paroníquias Fig. 8.20, em estado que faz com que a base da unha, a cutícula e a borda do dedo incluem e fique bastante dolorido. Se não for bem tratado, esse problema pode resultar em prejuízo para a unha, endurecendo-a, deixando-a cheia de estrias, descolorando e até deformando-a.

O estudo das unhas como apresentei aqui, requer estudos dermatológico, fisiológicos e psicológicos para entender tudo que as unhas podem nos contar com uma boa observação.

Mas as unhas ficaram como sendo um capítulo específico para aqueles que queiram saber mais e se aprofundar no diagnóstico de doenças e temperamento humano.

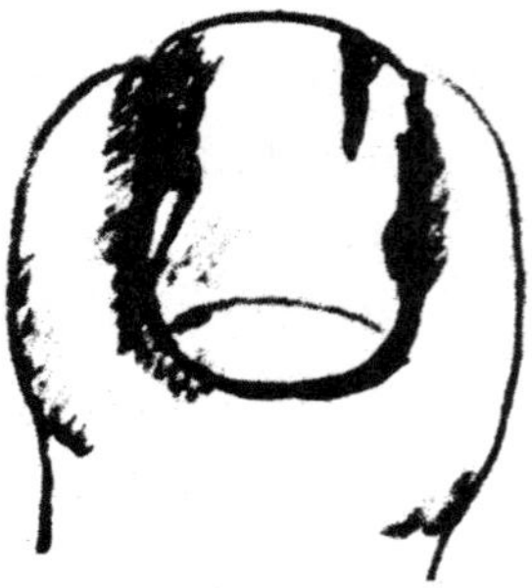

Figura 8.20.

Capítulo 9

O uso anéis de poder e seus dedos

O homem em todos os momentos da vida neste mundo, sempre buscou de artifícios para ter o Poder em suas mãos. O adorno como sendo um troféu contra seus inimigos. O anel uma pequena argola com que se enfeita os dedos, pode ser de: pedras, corais, ossos dos inimigos, couro de animais ferozes ou da pele dos inimigos abatidos em combates, cascas de árvores mágicas e de seus frutos, e por fim o uso dos metais com pedras preciosas ou semipreciosas, pérolas, ou dentes de animais ou até dos inimigos mortos em guerras que eram incrustadas em metais como ouro, prata, bronze, ou ligas de outros metais também tidos como nobres, que lhe dão poderes mágicos e posições sociais de destaques dentro de sua sociedade.

Mas o uso de anéis deve ser muito estudado antes de se por um anel qualquer em seus dedos. Por que ele pode tanto lhe dar o poder como pode lhe arruinar para sempre, vocês irão entender melhor, os porquês: Observe muito bem seus dedos e qual o dedo que deseja usar tal anel:

- *O dedo de Júpiter* - lhe dá mais poder e conquistas na vida.
- *O dedo de Saturno* - lhe dá conhecimentos e equilíbrio espiritual.
- *O dedo de Apolo* - lhe dá sucesso, status profissional valorização pessoal e sensualidade.
- *O dedo de Mercúrio* - lhe dá a habilidade de comunicação e sucesso nas finanças.

Observação: O polegar é o único dedo que não devemos usar anéis, por que é o dedo do nosso Deus interno, sendo que a primeira falange retrata o seu poder de ação e a segunda falange mostra como lidamos com o racional, se usar anel nesta falange você estará inibindo seu modo de pensar e de expressar de seu Deus.

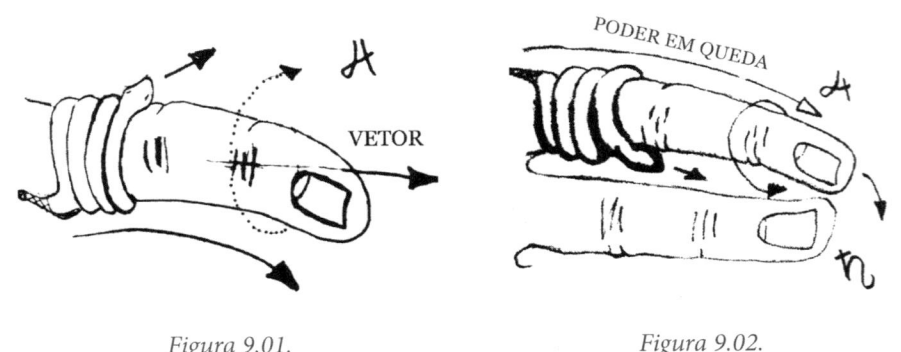

Figura 9.01.   Figura 9.02.

Mas se seus dedos não são retos e bem estruturados, podem lhe prejudicar e muito, até lhe destruir ou causar problemas de saúde, física ou mental. Exemplo fig. 9.01.

Neste exemplo o dedo indicador o júpiter apresenta uma deformidade onde ele está inclinado e torto para dentro da mão caindo para cima de saturno, o dedo de júpiter caído não está permitindo que seu dono tenha Poder e mandar em sua vida, nada acontece mais em sua vida, se sente impotente, e até fracassado, seus desejos ficam só a níveis do pensamento não se realizam mais. Observe o anel de poder que ele usa neste dedo, está potencializando o defeito do dedo deste indivíduo.

Se ele estivesse usando um anel com o movimento contrário da serpente no exemplo anterior o efeito seria outro fig. 9.02. A inclinação para fora da mão estará corrigindo o defeito, criando um vetor (linha direcional), que mesmo vendo seu dedo como torto o anel está trabalhando e devolvendo o poder de comando e poder.

Então estude bem o dedo e o tipo de anel, antes de colocar qualquer coisa em seus dedos.

Dicas quanto ao metal e as pedras nos dedos e seus poderes.

- Ouro estimula as áreas criativas do cérebro e do sistema nervoso, lhe dá energia positivas e tem o caráter de nobreza e riqueza, tanto pode ser o ouro amarelo como o branco mais discreto na sociedade.

- Prata tem a propriedade de ser sedativa e calmante e equilibra o espírito e as emoções, a prata envelhecida trabalha as recordações do passado, cuidado com esses anéis envelhecidos, como os com: caveiras, mantras, escudos, aranhas, animais, símbolos, etc.

- Aço cirúrgico – neutro não lhe dá nem lhe tira então por que usar.

- Ligas ou só de bronze, cobre ou latão. Pouca influência e só lhe pode dar alergia de contato e o escurecer é sinal de energia mal trabalhada ou até estagnada com você. Cuidado sempre use metais que transmuta as energias ouro e prata.

Capítulo 10

As pedras nos anéis, e a influência sobre os dedos

Os poderes das pedras devem ser pensados e estudados com qual será seus objetivos a longo prazo ou curto prazo. Não esqueça que as pedras devem ser lapidadas sempre quadradas, triangular, redondas, ovuladas, hexagonais, com uma das pontas para frente do dedo (para fora do dedo).

- **Ágata** - pedra da sorte, desenvolve a coragem e a força, ajudando a descobrir a verdade e a aceitar o destino - Para Júpiter, Saturno e Apolo crianças medrosas.
- **Água marinha** - estabiliza e harmoniza ambientes e seu corpo, filtra as informações necessárias ao cérebro, clareia a percepção. Para o dedo de Saturno.
- **Amazonita** - pedra de alegria, desperta criatividade, amizade, o poder do pensamento, acalma o sistema nervoso. Para o dedo de Saturno.
- **Ametista** - pedra da beleza, paz e amizade, alivia o stress e os medos. Ajuda a dormir e combate os vícios. Para o dedo de Apolo.
- **Ametrino** - Indica a mediunidade, capacidade de estabelecer ligações, sendo um auxiliador na busca pelo sentido da vida. Era utilizada para aliviar as dores pelo corpo. Normalmente essa pedra era encontrada na América do Sul. – dedo de Saturno.
- **Aragonita** - Essa pedra tem uma grande variedade de cores desde o branco até o marrom, o seu nome tem origem na cidade de Aragonia na Sicília. A aragonita é usada para acalmar, para pesadelos e para dores reumáticas. – dedo de Apolo.

- **Âmbar** - Essa pedra indica sorte, cura, proteção, beleza e a amor. É usada para dar motivação e para tratar de dores musculares. Os povos antigos usavam essa pedra para afastar os maus espíritos e dar alegria. – dedo de Apolo.
- **Berilo** - Sensibilidade, amor, energia. Estimula a sexualidade e a atração por parte do sexo oposto. – dedo de Saturno para as mulheres e em Apolo nos homens.
- **Calcedônia** - Significa paz, proteção e traz sorte para o portador. Trata dos problemas de visão e das cordas vocais. Segundo os povos antigos essa pedra era usada com objetivo de acabar com ilusões. – dedo de Mercúrio.
- **Calcite** - É uma pedra de espiritualidade, paz e amor, cura e proteção. Segundo os povos antigos, essa pedra atrai bons pensamentos e elimina os maus. – dedo de Saturno.
- **Calcita** - pedra da paz amplia a memória, aguça a mente, alivia as tensões e reduz o stress, Para o dedo de Saturno.
- **Calcita ótica** - pedra do julgamento, a pedra quando colocada sobre algo, duplica a figura. Ajuda a decidir entre os dois lados de uma questão. Para o dedo de Saturno e júpiter.
- **Cianita** - pedra que estimula a expressão comunicativa promove a verdade, a paciência, a lealdade e a serenidade, facilita a viagem astral. Para o dedo de Mercúrio e Saturno.
- **Citrino** - pedra da fortuna e do equilíbrio físico-mental, atrai riquezas, elimina o medo e a angústia, Para o dedo de Mercúrio e Apolo.
- **Coral** - Essa pedra tem como significado a vitalidade e o equilíbrio emocional. Segundo os povos antigos, essa pedra fortalece a amizade e tira a inveja, era muito usada como pedra de proteção. – dedo de Apolo e Júpiter.
- **Coralina** - Proteção, paz, cura e sexualidade. Era uma das pedras mais valiosas. Devido à sua forma e cor também era chamada de "cornelous" por se assemelhar a uma cereja. Costumavam ser usadas pelos egípcios para a renovação, tendo ainda características divinas. – dedo de Saturno nas mulheres e Apolo e Júpiter nos homens.
- **Crisocola** - Essa pedra tem como característica a paz, sabedoria, amor e principalmente os negócios. Segundo consta, essa pedra ajuda em questões de trabalho e dinheiro, proporcionando mais riquezas. – dedos de Saturno ou Mercúrio.

- **Crisoprásio** - Pedra relacionada com a felicidade, sorte, cura, dinheiro e prosperidade. Essa pedra estimula a autoconfiança e traz estabilidade financeira. No Egito era usada para proteção contra a magia negra. – dedo de Mercúrio.
- **Cristal** - pedra da energia, equilíbrio e harmonia, age como purificador, desbloqueia os chakras, para o dedo de Mercúrio e Apolo.
- **Diamante** - pedra do comunicador, do nobre, da fartura, do dom do orador. Para o dedo de Mercúrio e saturno.
- **Dolomite** - Pedra de harmonização, calmante e limpeza. O seu uso é atribuído a pessoas que têm um temperamento mais agitado ou agressivo. Equilibra os desejos e as necessidades. Na Idade Média essa pedra era moída e usada no tratamento da pele e dos ossos. – dedo de Júpiter.
- **Dumortierita** - Para a disposição e concentração. Essa pedra traz harmonização para o ambiente à sua volta, tirando energias negativas e proporcionando relaxamento na meditação. – dedo de Saturno.
- **Esfénio** - Poderes mentais e espirituais. Segundo os povos antigos essa pedra era usada para proteção espiritual e equilíbrio mental. – dedo de Saturno ou de Apolo.
- **Esmeralda** - pedra da riqueza, é boa para o relaxamento, melhora a memória representa o potencial de dignidade dentro de nós. Para o dedo de Apolo, Júpiter e Saturno.
- **Fluorite** - É uma pedra de fortalecimento e auto confiança. Era usada para tratar de insônia e para ajudar as pessoas a superarem momentos difíceis. Segundo a história, era usada na China para proteção de magia negra e pensamentos maus. É uma pedra que ajuda na concentração. – dedo de Saturno ou no dedo de Mercúrio.
- **Heliotrópio** - As suas características são: a satisfação, a vitalidade e o sono. Essa pedra era usada para prevenir pesadelos e proporcionar um sono tranquilo. Acreditava-se que essa pedra tinha um efeito rejuvenescedor e purificador do corpo. Na Índia era usada para afastar doenças e inimigos. – dedo de Saturno.
- **Hematita** – pedra da proteção, protege contra baixa de energia e autoestima. Eficaz na regeneração de tecidos. Para o dedo de Apolo.

- **Jaspe** - pedra da saúde envia a energia negativa de volta a sua origem, promove a beleza e a graça, simboliza a vitalidade. Para o dedo de Apolo.
- **Jaspe zebra** - pedra da saúde, ativa e melhora o desempenho sexual da pessoa, representa o elemento Terra. Para o dedo de Apolo e mercúrio.
- **Lepdolita** - favorece o equilíbrio entre a mente e as emoções, trata a agressividade, hostilidade e medos irracionais, pedra da perfeição. Para o dedo de Saturno, Apolo e até Júpiter para o tímido.
- **Obsidiana** - pedra do aventureiro estimula o desejo de viajar e ver novos horizontes, ajuda a esquecer de amores. Para o dedo de Júpiter e Apolo.
- **Olho de tigre** - pedra da luz, confiança e energia, previne contra o mau olhado, representa a energia, representa a energia masculina. Para o dedo de Apolo ou de júpiter.
- **Quartzo rosa** - pedra do amor, atrai o sexo oposto, é boa para o coração e o sistema circulatório, nos da paz interior. Para o dedo de Apolo.
- **Quartzo azul** - pedra que aumenta a longevidade, autoexpressão, promove a paz e a tranquilidade, Para o dedo de Apolo.
- **Quartzo verde** - pedra da energia, autoconfiança e cura, protege a saúde e acelera a cura de várias doenças. Para o dedo de Apolo ou qualquer dedo que precise de cura em seu setor.
- **Rubi** - pedra da energia sexual, kundalini, do homem rico, fartura atrai mais dinheiro e riquezas. Para o dedo de Mercúrio.
- **Sodalita** - pedra da sabedoria, coragem e razão, fortalece o metabolismo e o sistema linfático, acalma e purifica a mente. Para o dedo de Saturno ou Apolo ou até Júpiter se necessário.
- **Sanguinita** - o mesmo que a pedra do Rubi.
- **Turmalina** - pedra da espiritualidade, ajuda a aceitar o passado e torna o presente mais confortável, mostrando o caminho da paz verdadeira. Para o dedo de Saturno.

Bibliografia indicada

ANDERSON, Mary. Quiromancia, o destino está em suas mãos. São Paulo: Hemus, 1980.

ALTMAN, Nathaiel. Manual de quiromancia. São Paulo: Martins Fontes, 1984.

AVICENA, Professor. Quiromancia. Rio de Janeiro: Pallas editora, 1989.

BEL-ADAR. Quiromancia. Ed. 2. São Paulo: Editora Pensamento, 1985.

BRENNER, Elizabeth. Seu destino está nas mãos. Rio de Janeiro: Editora Record, 1980.

BUTLER, René. Seu futuro nas linhas das mãos. Rio de Janeiro: Editora Record, 1973.

DESBAROLLES, Ad. Os mistérios da mão. Portugal: Edições 70,

HUBERT, Rose. As linhas das mãos. 2. ed. Portugal: Presença,

KI-RO, Cheiro. Como ler as mãos. Rio de Janeiro: Ediouro, 1984.

MANGOLDT, Ursola Von. O futuro na palma da mão. Ulisseia, 1974.

ALIX, "RECHERCHES SUR LA DISPOSITION DES LIGNES PAPILLAIRES DE LA MAIN ET DU PIED". ann.Sci Nat., 5 series, t8, pág. 395; t.9. pag 5,1868.

ARISTÓTELES: De las partes de las animals.tII, lib.IV.X- História de los animales.lib, I, capXII.

ALTMAN: A leitura das Mãos. NATHANIEL.ALTMAN ED 70 Lisboa, 1984.

REID. Lori: A Saúde em suas Mãos. Distribuidora Record de Serviços de Imprensa AS. Rio de Janeiro, 1993.

RAY, Douglas: As Linhas das Mãos e o Conhecimento de si próprio. Editorial presença, Lisboa, 1997.

SAGRADA, Bíblia. 101 ed, São Paulo: Editora Ave – Maria, 1996.

SAGNE, Cecília: As Mãos. São Paulo: Livraria Martins fontes Editora Ltda., 1983.

Moura, Joana kerne: Quirologia (Adaptação). Barcelona: Editorial Kier S.A., 1932.

RODRIGEREZ, Francisco: El Arte de interpretar La Mano. Barcelona: Adiciones Obelisco, 1990.

HALDANE. Ernesto Issberner: Quirologia. Barcelona: Editorial Kier S.A., 1992.

SORIANI, Eugenio: La moderna Quirologia. Buenos Aires: Editorial Kier.S.A, 1989.

CHENXIS, Wang: Las Lineas. de La Palma de La Mano, China: Editorial Youyide Shandong, 1995.

PEYRON, Chirstiane: O Fantástico Mundo da Quirologia. Lisboa: Editora Pergaminho. Ltda., 1996.

CHEIRO: O que dizem as mãos, Editora Hemus, São Paulo, 1971.

FERRARI, Regina: Quirologia, leitura das mãos, você pode apender. Rio de Janeiro: Editora Hipocampo, 1991.

BUTTER, Rene: Quirologia prática. Barcelona: Edicions Martínz Roca, S.A., 1975.

HIPSKIND, Judith: Quirologia; Una visión global. Madrid: Editor Luís Carcamo, 1984.

REID, Lori: The art of hand reading. London: Editora Dorling, Kindersley, 1996.

DAVI, Dylan Warren: The hand reveals. USA: Elements Books, Inc., 1993.

HELLER, Dr. Krumm: Tratado de Quirologia Médica (Huiracocha). Buenos Aires: Edtorial Kier.S.A, 1998.

HALDANE, Ernesto Issberner: Tratado de Quiropofia. Buenos Aires: Editorial Kier.S.A, 1993.

DEAF, Boryl Hutchinson: Su vida em Sus manos: Madrid: Edicions - Distribuiciones, 1967.